Prix de vente 2,

I0072524

Dʳ BOLTE

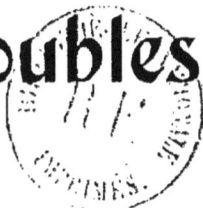

LES

Troubles Psychiques

DES

TUBERCULEUX

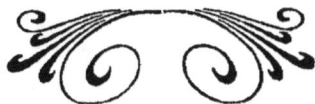

TOULOUSE

Cʜ. DIRION, ʟɪʙʀᴀɪʀᴇ-ᴇ́ᴅɪᴛᴇᴜʀ

22, rue de Metz et rue des Marchands, 33

—

1910

8:T86
979 d

Dr BOLTE

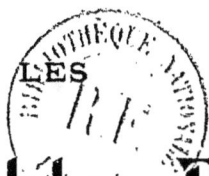

LES

Troubles Psychiques

DES

TUBERCULEUX

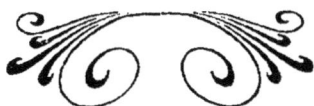

TOULOUSE

Ch. DIRION, LIBRAIRE-ÉDITEUR

22, rue de Metz et rue des Marchands, 33

—

1910

8 T$_d$^{86}
979

S 152 143

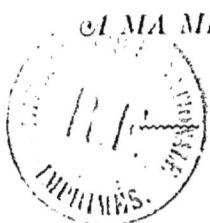

A MA MÈRE

A MON PÈRE

~~~~~

A MES SŒURS

~~~~~

A MON BEAU-FRÈRE

~~~~~

MEIS ET AMICIS

A mon Président de Thèse

MONSIEUR LE PROFESSEUR RÉMOND

Chevalier de la Légion d'Honneur

PRÉFACE

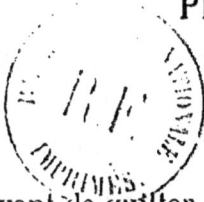

Avant de quitter cette chère Faculté de Toulouse, nous avons à cœur de remercier nos Maîtres.

Monsieur le Professeur Rémond voudra bien agréer l'expression de notre profonde gratitude pour l'honneur qu'il nous a fait en acceptant de présider cette thèse.

Nous n'oublierons pas Monsieur le Professeur Bézy qui nous initia à la pédiâtrie et sut si bien mêler l'*utile dulci* en de mémorables leçons pleines d'humour ; Monsieur le Professeur agrégé Dieulafé dont les érudites leçons nous ont maintes fois séduit ; Monsieur le Professeur agrégé Garipuy qui, par son enseignement d'une séduisante clarté, nous fut d'un si précieux secours lors de notre stage dans la clinique obstétricale.

C'est dans le service de Monsieur le Professeur Mossé que nous avons appris notre médecine :

les leçons de notre Maître nous seront fort utiles dans notre pratique.

Mais, par dessus tout, nous tenons à assurer de notre plus vive gratitude nos parents bien aimés qui, sans plaintes, sans défaillances, ont fait pour nous d'admirables sacrifices. Nous n'oublierons pas que ce que nous sommes, nous le devons à leur généreux désintéressement; et c'est pourquoi, au fond du cœur, nous leur en garderons une éternelle reconnaissance.

INTRODUCTION

La tuberculose peut léser le cerveau et ses annexes, soit directement par la localisation encéphalique du bacille, soit indirectement par ses toxines.
L'aliénation mentale de nature tuberculeuse pourra
donc exister dans une affection bacillaire des centres nerveux ou au cours d'une affection tuberculeuse d'un autre organe. Les psychoses dans ce dernier groupe sont assez rares et se présentent surtout
au cours des formes fébriles de la tuberculose.

C'est une des affections les plus fréquentes chez les
aliénés, à tel point que de nombreux asiles possèdent
des pavillons spéciaux d'isolement. Mais la tuberculose est parfois la conséquence et non la cause des
troubles mentaux, surtout chez les aliénés déprimés
et qui refusent de manger, chez les mélancoliques,
chez les déments précoces ; leur état général s'affai-
blit sous l'influence d'une nutrition insuffisante et le
bacille spécifique peut facilement vivre et se multi-
plier. Cette tuberculose secondaire ajoute alors ses
effets à ceux de la psychose primitive, dont elle augmente singulièrement l'incurabilité.

Une lésion localisée tuberculeuse — de même d'ailleurs qu'une lésion localisée syphilitique — (plaque de méningo encéphalite, tubercule enkysté) n'est généralement pas suffisante pour donner lieu à des troubles psychiques ; il est nécessaire qu'il y ait en plus des lésions diffuses de l'écorce cérébrale. Ces lésions diffuses peuvent être dues, soit à l'action des toxines tuberculeuses sur les cellules du cortex, soit à la compression du cortex cérébral due à un excès de pression du liquide céphalo-rachidien (Marchand). Elles sont aussi de nature inflammatoire quand une méningite tuberculeuse par exemple retentit sur le cortex sous-jacent.

Quand les lésions sont surtout de nature toxique, la tuberculose donne lieu à de la confusion mentale, à du délire hallucinatoire, à des états mélancoliques, et plus rarement à des états maniaques.

Les lésions diffuses de nature inflammatoire créent un délire aigu et entraînent souvent la mort. Il n'y a pas de rapport entre l'élévation de la température et l'apparition des troubles psychiques. Il est enfin facile de comprendre que dans les affections inflammatoires diffuses du cerveau, les troubles mentaux seront ceux de toutes les affections inflammatoires diffuses et qu'ils ne présenteront aucune particularité.

Les troubles psychiques seront d'autant plus variés que la tuberculose agit sur l'organisme de différentes façons : par la déminéralisation, par l'anémie, par le rétrécissement du champ respiratoire, par l'hypohématose, par l'intoxication chronique lente, etc, etc...

A côté de l'état mental au tuberculeux pulmonaire qui n'a pas une grosse importance clinique, les *réactions psychopathiques précoces* de la tuberculose qui frappe l'encéphale ont une grande importance. Ces réactions psychopathiques sont très utiles pour le diagnostic hâtif de la tuberculose méningée ou centrale du cerveau. Lorsque l'encéphale commence à être atteint par la tuberculose on constate de la tristesse, de la céphalée, de l'insomnie, de l'irritabilité, de la jalousie, des troubles de l'humeur, qui devient inégale et dans quelques cas des perversions du sens moral qui entraînent le malade à des délits.

Dès qu'on constatera ces signes chez un bacillaire il faudra penser à une localisation encéphalique secondaire de la tuberculose. On recherchera alors l'hyperesthésie cutanée ; les troubles vaso-moteurs, cardio-respiratoires, digestifs ; l'hyperesthésie cutanée, les douleurs céphalique, rachidienne, à la percussion des apophyses ; la sensibilité exagérée des globes oculaires à la pression ; les troubles pupillaires, tous symptômes qui ont de l'importance par leur groupement et sur lesquels le cyto-diagnostic céphalo rachidien jéttera plus de clarté.

L'expression clinique de la tuberculose est modifiée par l'état psychopathique des sujets tuberculeux.

Les mélancoliques supportent cette maladie de façon presque latente. La diminution des réactions réflexes et de l'excursion respiratoire (Dufour et Rabaud) (1), se manifeste chez eux par l'absence fréquente de fièvre, de dypsnée, de toux, d'expectoration et souvent des signes nets d'auscultation.

Nous étudierons :

1° L'Historique ;
2° Les lésions encéphaliques tuberculeuse: ;
3° L'ét t mental du tuberculeux ;
4° Les psychoses de la tuberculose.

HISTORIQUE

Les auteurs remarquèrent de tout temps que les tuberculeux sont sujets aux *excès génitaux* et les anciens attribuèrent la tuberculose aux excès génitaux et à l'onanisme. C'était l'opinion d'Hippocrate (1), celle d'Arétée, de Celse, de Galien, de Sylvius, de Rivière, de van Helmont.

L'onanisme cause de la tuberculose disparaît quand la contagion et la spécificité du microbe sont démontrées par Villemin et Koch.

L'idée que la tuberculose peut être la cause des excès génitaux a été surtout lancée par un livre de Michel Corday (2), en 1901 ; l'euphorie des phtysiques peut se manifester en effet sous forme d'excitation sexuelle (3).

L'excitation génésique du tuberculeux était cependant signalée par Béraux (4 en 1900.« Le tuberculeux

---

(1) HIPPOCRATE, traduction Littré, t. VII, p. 75.

(2) MICHEL CORDAY, *Les Embrasés*, roman, 1901. (*Chronique médicale*, novembre 1902.)

(3) FÉRÉ, *L'instinct sexuel.*

(4) BÉRAUD, *Psychologie du tuberculeux*, thèse Lyon, 1900.

se fait remarquer par son excitation génésique très spéciale. Dans tous les sanatoria, même dans ceux où les sexes sont rigoureusement séparés, le flirt ne tarde pas à se glisser. Nulle part les intrigues amoureuses ne sont plus violentes et plus romanesques. Personne ne sait vivre des romans d'amour plus compliqués ou plus passionnés que ceux des jeunes poitrinaires. Tourmenté par une excitation qui est peut-être un des traits les plus constants de son caractère, capable de prouesses génitales en pleine hémoptysie, il compromet et dépense ses forces dans des excès continuels. »

Landret, en 1904 (1), consacre sa thèse à cette intéressante question. Il conclut que si l'excitation génitale est souvent le résultat des conditions de vie et du milieu dans lequel se trouve le phtisique (état psychique spécial, oisiveté, ennui, isolement, suralimentation, rêveries, décubitus dorsal, lectures, mélange des sexes dans les sanatoria, toutes conditions qui exagèrent les désirs), le processus tuberculeux n'en peut pas moins créer à lui seul une excitation intense portant à la fois sur les désirs ou sur la puissance génitale. « Dans les expertises médico-légales que peut entraîner l'excitation tuberculeuse, l'expert devra devra même, dans certains cas, admettre une atténuation de la responsabilité. Dans les cas où l'infection tuberculeuse crée seule l'embrasement, il semble que

(1) LANDRET, *De l'excitation génitale chez les tuberculeux*, thèse Lyon, 1904.

le principal rôle revienne à la toxine tuberculeuse,
qu'il y a lieu de rapprocher de la toxine syphilitique
dans la paralysie générale. On peut observer l'excitation génitale à toutes les périodes de la tuberculose,
surtout au début. Dans le cas où elle se montre à la
phase prétuberculeuse, elle présente une réelle valeur
pour le diagnostic » (Landret) ; avant Landret il faut
citer les travaux d'Engel (1) de Chelmontzki (2), de Pégurier (3), de Maumann (4), de Roulin (5), de Lombroso et Ferrero 6), de Bienvenu (1903), de Morselli
(1903).

Des revues générales sur les rapports de l'aliénation mentale et de la tuberculose ont été faites par
La Bonnardière ( ), par Kara-Eneff (8), par Char-

---

(1) ENGEL, *Influence de la tuberculose chronique sur l'esprit
et les nerfs.* (*München medical Schrifft*, 1902.)

(2) CHELMONTZKI, *L'état du système nerveux chez les phtisiques et son influence sur la marche de la tuberculose.* (*Revue
médicale de Paris*, 1902.)

(3) PÉGURIER, *Les facultés affectives chez les tuberculeux.*
(*Chronique médicale*, Paris, 1902.)

(4) NAUMANN, *Zur Psych. der Tuberkulosen.* (*Deutsche Aerzte
Zeitung*, 1902.)

(5) ROULIN, *Quelques réflexions à propos des sanatoria et du
traitement de la tuberculose.*.

(6) LOMBROSO et FERRERO, *La femme criminelle et la prostituée.*

(7) *Rapports de l'aliénation mentale et de la tuberculose,*
thèse Lyon, 1898.

(8) KARA-ENEFF, thèse Montpellier, 1899,

tier (1), par Morselli, par Anglade et Chocreaux (2).
Le travail de Morselli (3) sur la tuberculose dans l'é-
tiologie et la pathogénie des maladies nerveuses et
mentales est le plus complet. En 1907, Laignel-Lavastiné fait paraître dans la *Revue de Médecine* une étude
sur la psychologie des tuberculeux.

Le rôle de *l'Hérédo-tuberculose* dans les affections
mentales est entrevu par Moreau (de Tours) (4), par
Foville (5), par Féré (6), par Grasset (7), par Voisin (8), Dagonet (9), par Dallemagne (10), par Lhote (11).

Ce rôle est précisé par Campana (12), qui écrit :
« L'observation clinique démontre que parmi les manifestations pathologiques susceptibles d'être obser-

(1) CHARTIER, thèse Paris, 1899.

(2) ANGLADE et CHOCREAUX, *La tuberculose dans l'étiologie des maladies mentales.* Académie de médecine, 17 mars 1903.

(3) MORSELLI, Gênes, 1903.

(4) *Psychologie morbide*, 1859.

(5) Art. *Idiotie* in *Dictionnaire de médecine et de chirurgie pratiques*, 1874.

(6) *La famille névropathique.*

(7) *Rapports de l'hystérie avec la tuberculose.* (*Montpellier médical*, 1881, p. 221.

(8) *L'idiotie*, ALCAN, 1893, p. 28.

(9) *Traité des maladies mentales*, BAILLÈRE, 1804, ch. *Idiotie*, p. 117.

(10) DALLEMAGNE, *Dégénérés et déséquilibrés*, 1875, p 138. :

(11) LHOTE, thèse Lyon, 1900.

(12) CAMPANA, *Hérédité tuberculeuse et névrop.*, thèse Lyon·

vées chez les descendants de tuberculeux, les troubles du système nerveux occupent une place importante. La simple névropathie s'observe très fréquemment. A un degré plus élevé, on aura des manifestations convulsives, de l'hystérie, de l'épilepsie ou encore des psychoses. »

Pic (1) montr que l'épilepsie est causée souvent par l'hérédo-tuberculose.

Bourneville (2) voit souvent la tuberculose chez les parents des idiots.

Dupré, Roubinovitch (3) voient les relations de l'hérédo-tuberculose et de l'idiotie, mais ce sont surtout Anglade et Jacquin (4) qui précisent cette question. Dans l'Encéphale de février 1907 ils concluent : « De nos observations personnelles et des observations empruntées à d'autres, il ressort que l'hérédo-tuberculose se trouve associée à l'hérédo-alcoolisme dans 57,1 p. 100 des cas d'idiotie et que dans 28,5 p. 100 la tuberculose parentale seule, est responsable des encéphalopathies congénitales, observées chez les enfants. La clinique, la pathologie expérimentale et comparée montrent la fréquence des dys-

(1) Pic, Hérédo-tuberculose et épilepsie. Association française pour l'avancement des sciences, Lyon, août 1906.

(2) BOURNEVILLE, art. Encéphalopathies inf. in Traité de Gilb. Ballet.

(3) ROUBINOVITCH, art. Idiotie in Traité de path. mentale, Gilb. BALLET.

(4) Hérédo-tuberculose et idioties congénitales. (Encéphale, février 1907.)

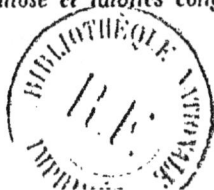

BIBLIOTHÈQUE NATIONALE

trophies, internes ou externes, viscérales, nerveuses, etc., chez les descendants des tuberculeux. L'idiotie ne serait souvent qu'une modalité de ces dystrophies hérédo-tuberculeuses. »

A l'étranger, il faut citer Hrdlicka (1), qui montre que 36 p. 100 des idiots et 40 p. 100 des idiotes ont des parents tuberculeux ; Wolf (2), qui trouve une proportion de 40,3 p. 100 chez les garçons et 46 p.100 chez les femmes.

Le délirium tremens dans la méningite tuberculeuse a été étudié par Chantemesse (3), Sornas (4), Le Grass (5).

Les troubles mentaux à la suite de *méningite tuberculeuse* ont fait l'objet des travaux de Berger (6), qui observa une méningite tuberculeuse en nappe de la région frontale qui produisit pendant deux semaines des troubles mentaux graves (7).

La mélancolie dans la tuberculose a été étudiée par

(1) *Journal of insanity*, 1895-96, p. 324.

(2) WOLF, *Allg. Zeit. für Psychiatrie*, t. XLIX, Bd V.

(3) CHANTEMESSE, thèse Paris, 1884.

(4) SORNAS, *Méningite tuberculeuse à forme de délirium tremens*, thèse Paris, 1887.

(5) LE GRASS, *Troubles psychiques et forme mentale de la méningite tuberculeuse*, thèse Paris, 1906.

(6) BERGE, *Société de Neurologie*, 1903.

(7) DUFOUR et DIDE, *Revue neurologique*, 1899, p. 802.

Vigouroux (1), Dufour et Rabaud 2). Dans le cas de Vigouroux le malade avait une méningite tuberculeuse ; à l'autopsie on trouva des lésions prédominantes à la face orbitaire du lobe frontal.

Laignel-Lavastiné (3) a cité plusieurs cas de *confusion mentale* chez des tuberculeux alcooliques.

Klippel, Angladé, Morselli (1903), Bour (1903), et Charpenel (4) ont étudié les relations de la tuberculose et de la *paralysie générale* soit que la tuberculose s'associe à la syphilis, par exemple dans la paralysie générale juvénile (Régis), soit qu'elle agisse isolément par son action propre.

Régis admet l'action de la tuberculose : « Sans étendre au-delà de ses limites vraies cette action de la tuberculose, nous croyons qu'elle est réelle, et que cette infection chronique intervient, avec ou comme la syphilis, mais de beaucoup après elle, dans la production de la paralysie générale.

Nous disons de beaucoup après elle, car il suffit de réfléchir un instant pour comprendre que la tuberculose n'a qu'une influence étiologique restreinte sur la paralysie générale. La tuberculose en effet atteint aussi souvent, sinon plus, la femme que l'homme, elle

(1) VIGOUROUX, *Société médico-psychologique*, juin 1901.
(2) DUFOUR et RABAUD, *Société anatomique*, mars 1899.
(3) LAIGNEL-LAVASTINE, *Revue de médecine*, 16 mars 1906.
(4) CHARPENEL, thèse Lyon, 1908.

frappe surtout les adolescents, les classes inférieures
de la société, tant rurales qu'urbaines, sévit dans presque toutes les professions, et loin d'épargner certaines catégories de personnes telles que les religieux
et les religieuses, constitue principalement chez
ces dernières, l'une des causes les plus importantes
de la mortalité. Elle ne saurait donc être le facteur
habituel de la paralysie générale, affection qui se manifeste dans des conditions de sexe, d'âge, de milieux,
de professions, de castes différentes et même oppo-
sées.»

ANATOMIE PATHOLOGIQUE

Dans la tuberulose la maladie est partout, a dit Hanot. Aussi est-il légitime d'admettre, à priori, qu'on la retrouve dans le cerveau, comme on la trouve dans toutes les portions du système nerveux, nerfs, périphériques, moëlle, bulbe, protubérance, cervelet, sans oublier le sympathique. En effet, les autopsies démontrent que le cerveau est lésé dans ses enveloppes, dans son écorce, dans sa substance blanche.

Dans ses *enveloppes d'abord* : Il est rare qu'à l'autopsie d'un tuberculeux on ne note pas des signes macroscopiques de pachy-méningite cérébrale. La pie mère est épaisse, parsemée de traînées blanchâtres, adhérente même au niveau des circonvolutions orbitaires et de la région temporo-pariétale. Au microscope, l'épaississement de la pie mère apparaît comme le résultat des proliférations conjonctives plus actives autour des vaisseaux.

Armand Delile a étudié dans une série d'injections intra-rachidiennes chez le chien la réaction des méninges à certains poisons du bacille tuberculeux humain.

L'extrait éthéré lui permet de constater la présence
de formations nodulaires dont l'aspect est tout à fait
comparable (au bacille près) à celui du follicule tuberculeux ou de la granulation tuberculeuse caséeu-
se. Cependant on ne trouve en aucun point, ue cellule
géante, pas plus qu'on n'en trouve avec les mêmes
agents dans les lésions pulmonaires (Auclair), et con-
trairement à ce qui se passe avec la chloroformoba-
cilline.

La genèse de ces lésions ? — « Au début, formation de polynucléaires autour des parcelles de l'agent
irritant, mononucléose secondaire avec transforma-
tion épithélioïde mais sans formation de cellules
géantes : lymphocytose périphérique plus tardive ;
en même temps nécrose des parties centrales et en-
kystement périphérique.

L'extrait chloroformé du bacille mérite bien le nom
de poison sclérosant que lui a donné Auclair. Il y a
réaction néoformatrice au niveau des méninges, mais
ce sont les cellules mononucléaires qui y prennent
part, qui sont à type épithélioïde, on y trouve des
cellules géantes a.ec organisation du tissu néoformé
et évolution vers le type fibreux. Ce qui est remar-
quable, à l'examen de toute l'étendue de la pie-mère
sur différentes coupes, fait remarque Delile, c'est le
petit nombre de vaisseaux qui parcourent ce tissu inflammatoire. A part quelques gros troncs, ce n'est que
par un examen attentif qu'on arrive à constater en
certains points des amas cellulaires qui représentent

des ramifications vasculaires ou des capillaires obs-
trués.

Quelles sont maintenant les lésions de l'écorce ?
Anglade et Garcie disent que les grandes cellules py-
ramidales leur ont paru constamment altérées dans
les cerveaux des tuberculeux qu'ils ont examinés.

Le noyau se vacuolise d'abord, puis la substance
chromatique se désagrège, se résorbe ; enfin, l'ali-
ment de réserve ayant disparu, c'est la substance
fondamentale, la trame achromatique qui se modifie
à son tour : ses fibrilles se raréfient et se détruisent
peu à peu. Alors, changement de forme de la cellule :
bosselures plus ou moins difformes, émigration du
noyau qui n'est plus soutenu vers la périphérie. C'est
plus qu'un processus d'atrophie cellulaire, c'est la
blessure de la cellule nerveuse par un agent toxique
qui détermine la réaction chromatolytique, puis la
destruction rapide du neurone.

Ce sont là des lésions cellulaires qui ne s'accompagnent pas de lésions macroscopiques appréciables.
Les tubercules solitaires qui peuvent ne se traduire
cliniquement par aucun signe ne sauraient échapper
à l'observateur qui systématiquement découpe en
coupes macroscopiques sériées les hémisphères de
tous les tuberculeux.

Laignel-Lavastine en a publié un certain nombre
d'exemples. Ces tubercules solitaires de l'écorce pro-
duisent autour d'eux une réaction névroglique d'a-
bord cellulaire, plus tard fibrillaire plus ou moins in-

tense qui tend à les isoler. Leur action est d'ailleurs purement locale, et sauf les cellules nerveuses qui sont immédiatment en contact avec eux, toutes les autres restent intactes. Il est évident que si leur développement est excentrique, s'ils atteignent la superficie corticale et les espaces méningés, ils peuvent les ensemencer et donner lieu à une méningite ou à une granulie terminale.

Telles sont les lésions corticales et méningées que l'on trouve chez la plupart des phtisiques. Ces faits montrent que l'intoxication tuberculeuse suffit à créer sans la présence du bacille lui-même dans les centres nerveux ou les méninges, l'ensemble réactionnel, anatomique et clinique des lésions bacillaires infectieuses (Dupré).

Anglade (1) a montré, en outre, que la tuberculose peut aboutir à la sclérose névroglique généralisée de la *substance blanche*.

Nous laissons de côté l'infection directe de l'encéphale par le bacile tuberculeux (méningite tuberculeuse, abcès tuberculeux, etc.).

(1) ANGLADE, *Revue neurologique*, 15 février 1902.
Annales médico-psychologiques, 1902.
ANGLADE et CHOCREAUX, *Société de Neurologie*, 1903.
LAIGNEL-LAVASTINE, *Revue de médecine*, 1906.
ARMAND DELILE, thèse Paris, 1903.
GÁRCIE, thèse Toulouse, 1900.
DUPRÉ, Congrès de Pau, 1904.

Enfin, signalons par les lésions des glandes à sécrétion interne et externe, par les polynévrites, les
perturbations nombreuses expliquant la variabilité
des troubles psychiques dans la tuberculose.

PATHOGÉNIE

La pathogénie de l'état mental des tuberculeux est très vague.

Cet état mental paraît caractérisé par la dépression ; or ce qui existe chez le bacillaire, c'est avant tout de l'hypotension artérielle. Les théories des émotions de James et Lange, les recherches de Dumas sur la joie et la tristesse, semblent devoir faire jouer un rôle à une hypotension artérielle dans la dépression des tuberculeux, et cela d'autant plus que les accès d'euphorie coexistent souvent avec de la vaso-dilatation périphérique .

Klippel et Dumas ont noté dans ces cas de dilatation phériphérique chez les P. G. une joie plus marquée.

Aux *accidents* mentaux correspondent des lésions tuberculeuses aiguës ; à l'*euphorie terminale* paraît correspondre l'insuffisance hépatique et à l'*état mental habituel* correspond « l'extrème fréquence et l'abondance de la pigmentation des cellules corticales, qui signifie seulement que la cellule nerveuses est intoxiquée lentement et à petite dose, prenant les aspects décrits dans l'atrophie sénile. » (Laignel-Lavastine).

L'État mental des tuberculeux

L'état mental des tuberculeux a été longuement décrit dans la littérature, où l'on trouve la *Marguerite Gautier*, d'Alexandre Dumas, la *Mimi*, de Mürger, *Madame de Beaumont*, des Mémoires d'outre-tombe, la *Jeune Poitrinaire*, de Millevoye.

Balzac, dans le *Médecin de Campagne*, a décrit un jeune poitrinaire qui se console en chantant ; dans la *Femme de trente ans*, Mme d'Aiglemont et lord Arthur sont des tuberculeux qui guérissent. Nous trouvons encore des poitrinaires dans les *Vierges fortes*, de Marcel Prévost (Léa) ; dans les œuvres des docteurs anglais : Florence Lasalle, d'un des romans de Bulwer Lytton, meurt phtisique, de même que Marie Beaumarchais dans *Clavijo*, de Gœthe.

Dans les romans de Dostoïewsky, Catherine Ivanowna, de *Crime et Châtiment*, Hippolyte, de l'*Idiot* sont tuberculeux. Catherine Ivanowna, en apprenant la mort de son mari, fait un accès de délire aigu.

Les auteurs littéraires comme les auteurs médicaux paraissent avoir longtemps cru au dogme de l'euphorie terminale, que des recherches contemporaines commencent pourtant à battre en brèche (Letulle (1), Daremberg (2), Dupré (3). « La faiblesse, écrivaient

(1) LETULLE, *Archives générales de médecine*, 1900.

(2) DAREMBERG, *Les différentes formes cliniques et sociales de la tuberculose*. MASSON, 1905.

(3) DUPRÉ, Congrès de Paris, 1904.

Hérard et Cornil (1), va chaque jour augmentant ; mais néanmoins la phtisie n'amène pas cette prostation qui s'observe dans certains états morbides. Quelques malades, même à la veille de leur mort, se lèvent, se promènent, éprouvant une sensation de bien-être inaccoutumée. Il n'est pas rare de voir, à cette période avancée, le phtisique se faire encore illusion sur la nature et la gravité de son mal. Si au début des accidents il était porté à s'inquiéter, maintenant il paraît rassuré et caresse des projets d'avenir. ».

Laignel-Lavastine (2) a établi les deux règles suivantes au sujet de l'état mental des tuberculeux.

1° Les tableaux symptomatiques d'une maladie sont d'autant plus divers qu'elle a une évolution plus chronique. L'attaque étant moins massive et plus lente, la prépondérance du terrain tend à se dessiner davantage dans les réactions ; la personnalité de l'organisme apparaît beaucoup mieux.

2° Les malades chroniques sont d'autant plus modifiés dans leur état mental qu'ils sont plus cultivés, ou du moins les modifications apportées dans la vie mentale par la maladie chronique sont d'autant plus faciles à connaître qu'on s'adresse à des esprits plus cultivés et plus analystes.

Il y aura donc des variations de l'état mental selon le *terrain* et selon les *milieux*.

(1) HÉRARD et CORNIL, *La phtisie pulmonaire*, 2e édition, p. 572. ALCAN.

(2) LAIGNEL-LAVASTINE, *Revue de médecine*, 1907.

Selon le terrain. — Laignel-Lavastine divise les tuberculeux en : tuberculeux par accident et tuberculeux par péché originel.

Les tuberculeux par accident, dont la tuberculose est le résultat de la misère et de la contagion réagissent de façon très variable, suivant qu'ils avaient auparavant tendance à la paresse, à la mélancolie, ou bien à l'activité.

Le tuberculeux par péché originel est faible, voluptueux, d'une intelligence souvent précoce et l'état mental ne diffère guère d'un sujet à l'autre. C'est lui surtout qui fait de l'excitation génitale, si discutée dans un referendum paru dans la chronique médicale 1907.

Selon les milieux. — L'état normal diffère chez *l'homme du peuple*, qui d'abord confiant ne tarde pas à se désespérer à l'hôpital, surtout en voyant mourir ceux qui sont atteints du même mal. « A Tenon, dit Laignel-Lavastine, j'ai connu des paris que les malades faisaient entre eux, à qui mourait le premier. Ils se donnaient des numéros d'ordre pour la descente à la salle des morts, comme aux bureaux d'omnibus ». L'égoïsme du tuberculeux qui va mourir devient souvent terrible, il est parfois heureux de la mort de son voisin de lit, qui ne gênera plus ainsi son sommeil. La femme du peuple a moins peur généralement de la mort. Elle a des excès de sentimentalisme et Laignel-Lavastine cite cette lettre d'une infirmière tuberculeuse à une amie :

« J'espère que le printemps radieux qui se lève va ramener sur ta jolie figure les roses de mai si impatiemment attendues.

« Aimez-vous, aimez-vous, car les merles et les fauvettes, les rossignols et les cigales, font entendre leurs mélodies suaves et leurs trilles joyeux. J'assiste à l'éclosion naissante des premières feuilles et des arbres en fleurs. C'est un parfum qui grise, pénètre et qui charme et donne de doux espoirs.

« Je suis complètement remise encore une fois et cependant j'avais abandonné tout espoir, car ici j'ai pris toutes mes dispositions croyant que le dernier moment était bien arrivé. »

Ainsi, Mérimée lui-même, écrivait de Cannes, le 26 décembre 1856, à son collègue Lenormand : « Je me porte beaucoup mieux qu'à Paris, et vous ne vous étonnerez pas quand je vous aurai dit que je vous écris la fenêtre ouverte, en face d'une mer admirable, avec un soleil trop chaud, de une heure à quatre heures. J'ai mangé une fraise mûre dans les bois ; les jasmins et les cassis sont en fleurs. »

L'homme du peuple, dans sa famille, est moins égoïste et sait s'apercevoir des efforts des siens.

Les gens du monde sont variables suivant qu'ils sont à la famille ou au sanatorium.

Dans la famille, l'intelligence paraît se poétiser et la sentimentalité augmente. Le tuberculeux prend quelquefois l'orgueil de sa maladie « autant le phtisique méprise la maladie des autres, autant il choie la sienne. Il guérira parce qu'il veut se soigner, parce qu'il

est intelligent. S'il contagionne les membres de sa famille, il plaint non pas ceux qui meurent, mais lui qui
vit et qui souffre. » (Daremberg.)

La chronique médicale a donné cette lettre d'une
grande dame phtisique à Fagon : « Fagon, mon fils,
se meurt. Il râle, il ne me reconnaît plus. Je ne sais
que devenir, avec lui toute ma vie s'en va. Je ne savais
combien l'on peut être malheureux. Rien ne m'est
qu'affreuse misère. » Ici encore, la femme est infini-
ment moins égoïste que l'homme, et une malade écrivait à son médecin : « Vous voulez me soigner, me
prolonger? mais vous augmentez ainsi les chances de
contagion pour les miens ; ma situation est horrible ;
j'ai peur de rendre malade ceux que j'aime le plus.
Plus tôt je mourrai, mieux ce sera ! »

Au sanatorium on voit surtout se développer les
qualités affectives. Les tuberculeux sont idylliques et
leurs intrigues amoureuses innombrables. Alors que
pour Michel Corday, dans son roman *les Embrasés*,
les excès génitaux sont extrèmement fréquents, pour
Laignel-Lavastine leurs amours sont platoniques. Il
cite à ce propos *le Mariage Blanc*, de Jules Lemaître,
« histoire touchante d'un homme qui épouse une jeune phtisique mourante pour lui faire croire qu'elle
guérira. »

« En résumé, affectivité, exaltée, égoïsme admirable, volonté diminuée, sont les éléments psychiques
capitaux du phtisique sanatorié. Il offre donc un terrain favorable à la psychothérapie, rendue encore plus
efficace par ce seul fait qu'au lieu d'être seulement

individuelle, elle peut, dans le sanatorium, être collective. » (Laignel-Lavastine.)

Pour Landret (1), l'excitation génitale du tuberculeux à la première période est indiscutable. Cette opinion, combattue par Baril (2), est de nouveau affirmée par W.-H. Peters (3), et par Régis (4), qui écrit : « Cette excitation génitale des tuberculeux est bien réelle et elle se retrouve, quand il est possible de l'observer, surtout au début, comme l'indique Saxe. J'y vois volontiers pour ma part un symptôme d'irritation cérébrale qui, lorsqu'il s'associe à l'excitation intellectuelle et physique, à l'optimisme euphorique, à la toximanie alcoolique ou morphinique, contribue à constituer un état de *dynamie fonctionnelle* comparable à celui qu'on observe au début de la paralysie générale.

Faisons ici une remarque d'une portée plus étendue. L'excitation génitale relevée dans la tuberculose et qui ressemble dans une certaine mesure à celle de la paralysie générale, est susceptible de s'observer aussi dans tous les autres processus toxiques et infectieux de l'organisme, chroniques ou aigus. Non seulement, en effet, le délire des infections aiguës prend fréquemment un caractère érotique, mais on voit encore des malades, en pleine hyperthermie typhique, grippale ou exanthématique, présenter des érections perpétuelle et une tendance irrésistible à la masturbation. L'excitation génitale n'est donc pas un symptôme spécial à la tuberculose ; ce paraît être un phénomène commun, à divers degrés, à toutes les intoxications et infections et c'est dans cet ordre d'idées plus larges qu'il conviendrait, par suite, de l'étudier. »

A. Morselli note fort justement que l'érotisme des tuberculeux revêt dans bien des cas une couleur psychique(affective, et que ce sentimentalisme amoureux, dont on pourrait citer de nombreuses manifestations dans la littérature poétique de certaines époques, est ,pour ainsi dire, spécial aux phtisiques.

Il insiste également sur l'optimisme euphorique, l'émotivité, la suggestibilité, l'impulsivité, la disposition aux troubles affectifs, à l'hystérie, à la religiosité, .. la dipsomanie, au morphinisme, que l'on rencontre fréquemment chez ces malades.

On comprend dans ces conditions combien la tuberculose peut, dans certains milieux sociaux, devenir une proie facile pour la captation, lorsqu'elle agit sur son optimisme euphorique, sa religiosité, sa génitalité. C'est là un fait dont nous croyons devoir signaler l'importance au point de vue médico-légal. »

OBSERVATION PREMIÈRE

(*In thèse* Philippe Landret, Lyon 1904)

S. X., Brésilien, mort en 1902, à 23 ans, de tuberculose pleuro-pulmonaire.

Antécédents héréditaires très chargés : deux sœurs et un père morts tuberculeux.

Le diagnostic de tuberculose fut porté chez lui, il y a trois ans, par un médecin d'Antibes.

L'année dernière, il fut envoyé sur la côte d'Azur pour se remettre d'une première attaque pleurale. Il se savait tuberculeux, mais rien n'arrêtait sa funeste passion ; c'était malgré lui, prétendait-il, qu'il était attiré par les femmes ; c'était automatique, fatal, une véritable impulsion. Aussi, était-il toute la journée établi dans les brasseries féminines ; le soir, après avoir épuisé sa série des cafés de nuit, il se rendait régulièrement dans les maisons publiques, dont ses amis ne pouvaient l'arracher. Quelquefois il consentait à partir, mais à la condition d'emmener chez lui une des pensionnaires de l'établissement pour assouvir sa fringale d'amour.

OBSERVATION II

(*In thèse* Philippe Landret, Lyon 1904)

Une jeune femme de 25 ans entra dans le service, salle Sainte-Elisabeth ; signes de ramollissement au sommet droit. Elle avoue que son mari qui est tuberculeux et auquel elle attribue sa maladie, pratique régulièrement une dizaine de fois par jour le coït. Il en résulte pour elle, paraît-il, une grande faiblesse. Quelques jours après son arrivée à l'hôpital, le mari arrive, réclamant à toute force sa femme, dont il lui est impossible de se passer, car il se sent, dit-il, dans un état d'agitation extraordinaire. A l'auscultation, celui-ci présente une excavation au sommet gauche.

~~~~~~~~~~~~

Chez les *hommes de talent*, on peut puiser des documents chez Millevoye, Schuller, Maurice de Guérin, Watteau, Schubert, Chopin, Mozart, Laforgue, Samain, Novalis, Saint-Cyr de Rayssac, Glatigny, Mérimée, Pierre de Querlon, Marcel Schowb, Rachel, Marie de Bashkirtcheff, Bastien Lepage, Tchekov, Rechetnikov, Hugues Rebell, Eva Gonzalès, Nadson, soit qu'ils donnent leurs auto-observations, soit qu'ils donnent leurs œuvres artistiques.

Maurice de Guérin (1) que la correspondance de Barbey d'Aurevilly vient de remettre à l'ordre du jour (2), est mort tuberculeux à 29 ans, en 1839. Il fut toujours neurasthénique et déprimé : « La moindre tache me défigure le bonheur, un nuage noir sur le ciel me gâte tout le firmament. » Il est sentimental à l'excès. Le 11 avril 1838, il écrit à Georges Sand : « Hier, accès de fièvre ; aujourd'hui, faiblesse, atonie, épuisement ; le ciel est pur et le soleil est magnifique. Ah ! que ne suis-je assis à l'ombre des forêts ! »

(1) *Journal* et *Lettres.*
(2) *Revue des Deux-Mondes,* novembre 1909.
  Mercure de France, novembre 1909.

« Sympathie partout épandue, mélancolie, dou-
ceur et paresse, désir de l'inaccessible, soif d'idéal,
maladie de l'infini, tels sont les traits distinctifs de la
touchante physionomie de Maurice de Guérin. »

Comme lui, Watteau mourut tuberculeux à 37 ans
(1684-1721) mélancolique et tendrement voluptueux,
précurseur, dit Camille Mauclair (1), de cette maladie
de l'infini « qu'on retrouve en Schubert, Novalis, Laforgue, Chopin, Mozart, Samain. »

La psychologie de Samain (2) est identique ; « il
restera le poète des hommes las de la vie, sans l'avoir
goûtée toute entière. »

Même état d'âme est celui de Marie Bashkirtcheff
(3), qui mourut à 23 ans, en 1884, après avoir eu au
Musée du Luxembourg un de ses tableaux : Le Mee-
ting.

« Dans ce monde, dit-elle, tout ce qui n'est pas
triste, est bête et tout ce qui n'est pas bête est triste. »

« Pendant qu'elle mourait, Bastien Lepage, mou-
rant, se faisait porter chaque jour chez elle. » (Laignel-Lavastine).

Schiller (4) mourut tuberculeux, à 46 ans, le 9 mai
1805. Il avait « cette tendresse de sentiment qui le fai-

(1) *Revue bleue*, 1904, p. 262. *Watteau*, 1 vol., 1905.
(2) SAMAIN, *Poésies*.
(3) ANATOLE FRANCE, *Vie littéraire*, 1, p. 166.
MARIE BASHKIRTCHEFF, *Journal*.
B. KARAGEORGEVITCH, *La Revue*, 1 février 1904.
(4) E. MULLER, *Schiller*, Berlin, 1905.

sait fondre en larmes de sympathie pour chaque souffrance. Représentant de la pitié, il fut jusqu'à son dernier jour bon et affectueux envers ceux qui l'entouraient. » (Muller.)

Rachel mourut à 37 ans, au Cannet, le 4 janvier 1858, n'ayant nullement de l'euphorie et se rendant parfaitement compte de son état.

Chopin mourut à 39 ans, le 17 octobre 1849. « Ses *Nocturnes* retentissent souvent si profondément dans l'âme des musiciens qu'il est de bonne pratique d'en défendre l'audition et encore plus l'exécution à certains malades et surtout aux nerveux et aux phtisiques. » (Laignel-Lavastine.)

On retrouve chez tous ces malades ce que Camille Mauclair a appelé la maladie de l'infini.

« Cette tendance intellectuelle, écrit-il, est propre à toute une série d'esprits. Ces esprits forment une famille dans les arts. Chacun apporte son poème, mais le décor a été peint une fois pour toutes, et c'est *l'Embarquement pour Cythère*.

L'ingénuité métaphysicienne de *Novalis*, la tendresse fiévreuse de *Chopin*, le sourire parfois tragique de *Laforgue*, la beauté idéaliste de *Mozart*, la caresse lyrique de *Samain*, la passion pastorale de *Schubert*, tout cela est situé dans le pays que Watteau a extrait de la nature, et au fond duquel, avec une émotion indicible, on entend les bleuités suaves le murmure de *l'Invitation au voyage*...

Il y a donc un état d'esprit du phtisique intellectuel qui condense toutes les délicatesses suprêmes que le sentiment de la fin imminente peut conférer à un esprit noble. Il y a ainsi une limite de la névrophatie et de la maladie de poitrine où se lient une douloureuse beauté morale dont la science ne sait pas encore définir le visage. »

De même que l'état d'âme des hommes de talents paraît s'affiner sous l'influence de la tuberculose, de même s'affine l'état d'âme de l'ouvrier phtisique dont le visage lui-même souvent s'idéalise.

« Dans l'âme, dit Camille Mauclair, le même travail s'accomplit. L'ignorance, l'absorption de l'être moral dans la monotonie au labeur n'empêche pas l'affinement de la sensibilité, l'aspiration vague aux idées générales, la propension à la rêverie. Ainsi, en Watteau, fils de couvreur, se forma avant qu'il l'eût pu voir, une idéalisation de la société luxueuse. Ni la longue observation, ni la naissance ne lui eussent donné cette aisance unique dans l'expression de l'exquis, du raffiné, de tout ce qui rehausse par les délicatesses du sentiment la beauté possible du corps déguisant ses imperfections sous les parures. Si le peintre dessina sur nature, l'artiste imposa sa vision préconçue, et cette vision n'était que le désir d'un paradis de la tristesse et de l'amour. La maladie pulmonaire est la seule qui affine à ce degré la délicatesse des intuitions. On conseille au phtisique de se distraire, d'éviter la contemplation, dont l'équivalent physique est la consomption. Mais le phtisique trouve toute distraction vaine et propre à le mélancoliser, auprès des joies que lui donne la rêverie. Il ne peut vivre qu'en se condamnant

à ne pas vivre, en adoptant une existence précaution-
neuse et médiocrisée systématiquement, sans émotions joyeuses ou pénibles, alors que sa maladie elle-
même le prédispose à l'amour des grands desseins,
des grands espoirs et des profonds sondages de soi-
même. Cette maladie du corps crée une exaltation
mystique de l'âme. dont les produits n'ont rien de débile ni de décadent, mais condensent au contraire une
force extrême et une violente émotion naturelle. »

Les psychoses dans la tuberculose

Toute infection ou toute intoxication se traduit en
psychiatrie par de la *confusion mentale*. Donc la tuberculose devra se traduire très souvent par de la c o -
fusion mentale.

— *Cette confusion mentale* n'apparaîtra pas à des
moments précis de l'infection : « Sauf les troubles
mentaux qui accompagnent les poussées tuberculeuses aiguës du côté du cerveau, du péritoine ou du poumon, ou des accidents polynévritiques, les autres sur-
viennent sans que rien trahisse l'action du poison, et il
n'est pas rare, comme on l'a déjà remarqué, de voir
ces troubles mentaux se manifester de préférence dans
les tuberculoses pulmonaires latentes ou en rémis-
sion. » (Régis).

De toutes les variétés de confusion mentale, là plus
fréquente est la confusion mentale avec état mélanco-

lique anxieux ou stupide, hallucinations multiples. (Bienvenu) (1).

Très fréquemmen, surtout dans les lésions tuberculeuses des méninges la confusion mentale affecte la forme de délire hallucinatoire suraigu. Chantemesse (2), Sornas (3), ont publié des cas de *delirium tremens*. Ces cas sont consécutifs généralement à la méningite tuberculeuse. La maladie est d'emblée caractérisée par une excitation cérébrale simulant le délirium. Le diagnostic se fera en faveur de la méningite d'après :

1° Ce délire même qui peut fort bien éclater chez un individu non alcoolique.

2° La céphalalgie violente.

3° La raideur des muscles du cou et de la nuque.

4° L'hémiplégie qui frappe quelquefois tout un côté du corps, plus fréquemment la face seule et s'accompagne assez souvent de strabisme, d'inégalité pupillaire et de mydriase.

5° Enfin : lenteur, irrégularité du pouls et les troubles de la respiration dans la période terminale.

La méningite tuberculeuse à forme de delirium tremens a une marche plus rapide que la méningite tuberculeuse ordinaire. (Sornas).

Le pronostic est des plus graves et le traitement

(1) BIENVENU.
(2) CHANTEMESSE, thèse Paris, 1881.
(3) SORNAS, thèse Paris, 1887.

presque toujours incapable d'empêcher une terminaison mortelle.

La Bonnardière et A. Morselli ont signalé des *accidents hystériques* au cours de la tuberculose.

Enfin le *délire de la période ultime de la tuberculose* « est au premier chef un délire toxique, dû sans doute au défaut d'hématose et à la saturation de sang par l'acide carbonique et analogue, par suite, au délire des périodes asphyxiques et agoniques de toutes les maladies similaires. Il consiste en un délire onirique avec hallucinations, obnubilation de la conscience, agitation modérée, carphologie, revenant par accès de plus en plus rapprochés, et s'affaiblissant par degrés avec les forces mêmes du sujet. » (Régis) (1).

OBSERVATION III

(MM. Barrié et du Castel. Soc. anat. 1884)

Plaques de méningite tuberculeuse recouvrant les circonvolutions fronto-pariétales et le lobule paracentral.

Tuberculose pulmonaire. — Etourdissement brusque et monoplégie du membre inférieur. — Hyperesthésie cutanée et crampes douloureuses de ce membre. — La paralysie s'étend au membre supérieur pré-

(1) Régis, *Traité de Psychiatrie*, 1re édition, 1909, p. 741.

cédée de phénomènes douloureux, degrés 38, pouls
84 ; puis délire tranquille ; les pupilles se dilatent ;
le pouls devient irrégulier. — Somnolence et coma. —
Mort en trois jours.

Robert Th., âgé de 27 ans, conducteur d'omnibus,
entre à la clinique médicale de l'hôpital Necker, le
8 mai. Cet homme, dont le père et la mère sont atteints
de bronchite chronique, est lui-même malade de la
même affection depuis trois ans ; il a beaucoup maigri
et a dû interrompre plusieurs fois son travail. Jamais
il n'a eu d'hémoptysie, mais depuis six mois il est atteint d'une aphonie complète.

Depuis vingt jours environ, la toux a considérable-
ment augmenté et le malade, perdant de plus en plus
ses forces, remarque de plus qu'il avait de l'œdème
des membres inférieurs ; il dût cesser tout à fait son
travail, mais pouvait encore faire quelques courses. Il
y a six jours, en traversant une rue, il fut pris d'étour-
dissement, sinon de perte complète de connaissance ;
il tomba à terre et en revenant à lui, il était paralysé
de la jambe gauche.

Transporté à l'hôpital quelques jours après cet accident, nous constatâmes chez le malade une paralysie motrice complète, occupant tout le membre inférieur gauche, avec crampes douloureuses fréquentes
dans le mollet et hyperesthésie cutanée manifeste. Le
membre supérieur gauche a conservé la mobilité ; cependant, depuis avant-hier, le malade accuse des pi-
cotements et un peu d'engourdissement à l'extrémité

des doigts. Du côté des poumons, nous trouvons tous
les signes d'une tuberculisation au 3ᵉ degré ; soufle ca-
verneux intense, craquements humides, matité complète au sommet droit, en arrière et en avant. Rien
dans les autres organes. T. 38°, P. 84. Diarrhée et aspect cachectique. Le surlendemain, la paralysie s'é-
tendait au bras gauche, d'abord simple parésie et
bientôt paralysie totale avec sensation de froid aux extrémités des doigts. En même temps le malade était
pris d'une somnolence continuelle avec délire tranquille. Les pupilles se dilataient, le pouls devenait irrégulier et à peine perceptible et en moins de trois
jours, le malade ainsi frappé d'hémiplégie gauche, la
face exceptée, succombait dans le coma.

Autopsie du cerveau. — Le sillon de Rolando du
côté droit est coiffé par une plaque de méningite fibri-
no-purulente de 2 à 3 millimètres d'épaisseur à la face
externe du cerveau. Cette plaque recouvre toute la
largeur des circonvolutions frontales et pariétales ascendante dans leur partie supérieure ; elle a une forme
triangulaire à sommet inférieur, celui-ci à 3 centimè-
tres environ de la partie la plus élevée de la scissure.
En écartant les lèvres de celle-ci on voit que la plaque
de méningite qui n'est plus visible extérieurement des-
cend dans la profondeur de la scissure jusqu'à l'union
de la moitié inférieure et de la moitié supérieure du
sillon.

A la face interne du cerveau la plaque se continue
jusqu'à la circonvolution du corps calleux où elle
se termine en pointe. Elle recouvre donc le lobule

paracentral. A la surface du lobe carré existe également une petite plaque de méningite ; sur la face
externe du cerveau on voit quelques granulations dis-
séminées sans trace de méningite. A la face inférieure
du bulbe, les méninges sont légèrement épaissies. A
la base du cerveau il n'y a pas de lésion méningitique.

OBSERVATION IV

(In thèse Chantemesse, Paris 1884)

Méningite tuberculeuse. — Céphalalgie. — Vomissements. — Délire maniaque. — Prodomes, 25 jours.
— Durée de la maladie, 6 jours.

Le nommé Rodier, âgé de 36 ans, entre à l'hôpital
Necker, salle Saint-Jean, service de M. Rigal. Voici
ce que des renseignements donnés par un parent du
malade apprennent sur ses antécédents personnels :
n'aurait jamais fait de maladie. Depuis quatre à
cinq ans, il toussait de temps en temps mais sans jamais cracher du sang. On a remarqué aussi qu'il buvait beaucoup, se levait quelquefois la nuit pour boire
de l'eau. Il y a quatre ans, un ganglion du cou aurait
suppuré. Ses habitudes de boisson portent à croire
qu'il est alcoolique. Du reste bonne santé apparente.
Le 4 février dernier, à la suite de grandes contrariétés
(il a été volé, n'a pas été bien nourri les derniers jours

de janvier, etc.), il a ressenti de grands maux de tête très tenaces qui ne l'ont pourtant pas empêché de faire son travail. De ce jour on s'est aperçu qu'il maigrissait un peu. Vers le 10 février, des vomissements le prennent au commencement de ses repas, qui cessent pourtant quand il s'obstine à manger davantage ; mais dès lors l'appétit va en diminuant. Le sommeil se perd également. Le caractère change : de gai il devient soucieux. Les idées ne semblent plus aussi bien suivies qu'autrefois. Le malade malgré tout, continue son travail. — Le 25 février, on s'aperçoit que pendant quelques heures l'œil gauche est dévié avec chûte de la paupière supérieure ; puis tout rentre dans l'ordre spontanément. — Le 26 février, les idées deviennent très troubles ; aux questions qu'on lui pose, le malade ne répond pas ou répond très mal. — Dans la nuit du 26 au 27, grande agitation, délire furieux, cris inarticulés. Il déchire ses vêtements, s'écorche la poitrine avec ses ongles, brise les meubles.

Le 27 février, ses parents l'amènent à l'hôpital, pour demander son entrée à Sainte-Anne. Il est délirant, gesticule parfois avec les bras. Il a la face très rouge, le regard hébété. La marche est chancelante, les jambes fléhissent sous lui, et si on ne le maintenait, il ne pourrait se tenir debout. Il délire sans pousser aucun cri, mais il est si agité, qu'on est obligé de l'attacher. 28 février. — L'agitation de la veille a disparu. Le malade est absorbé dans ses idées ; il parle de choses intéressant son métier. Le regard est fixe. La face rouge. Constipation ; le ventre n'est pas rétracté. Tache méningitique. L'examen minutieux de la poitrine et du cœur ne décèle rien d'anormal. Temp. 38 , 4. Le pouls est calme, régulier à 70. Respiration 20.

1er mars. — La nuit a été tranquille. Le malade parle mieux quoique le délire persiste encore. Robert à certaines demandes (tire la langue, serre la main, etc.), mais il est incapable de donner aucun renseignement sur son état antérieur. Le facies est souriant. Quand on le fait asseoir, on constate une notable raideur du tronc et du cou. La pression est douloureuse sur les apophyses épineuses de la région dorsale. Rien aux poumons ni au cœur. La langue est sèche, rouge sur les bords. Le ventre est légèrement ballonné. Légère constipation. Pas de taches rosées. Pas de vomissements. Pas d'appétit. Tache méningitique. Pouls à 72. Temp. 38°4.

Le soir, le malade se plaint d'avoir bien mal à la tête ; il adresse spontanément la parole à ses voisins d'une manière à peu près sensée. La sensibilité paraît intacte partout ; il y a plutôt défaut de perception que de transmission. Pas de paralysie. Rien aux pupilles. Pas de vomissements. P. 82. T. 38,6.

2 mars. — La nuit a été calme ; le malade n'a plus parlé. Aujourd'hui la prostration est profonde ; on ne peut tirer du malade aucune réponse. Raideur du tronc. Carphologie. La sensibilité est notablement diminuée. Rien aux pupilles. Gâtisme. L'urine contient une notable quantité de sucre et un léger nuage d'albumine.

Pouls irrégulier, inégal à 80. Temp., 38°8. Le soir,

même état avec prostration, encore plus profonde./ P. inégal à 120. T. 39°2.

3 mars. — La prostration est un peu moins accentuée. Raideur du tronc et du cou plus considérable. La sensibilité est très obtuse. Pas de paralysie. Un peu de déviation conjuguée des yeux et de la tête du côté gauche. Pupilles à peu près insensibles à la lumière, assez contractées. Réflexe cornéen conservé. Réflexe rotulien aboli. Pas d'épilepsie spinale. Carphologie. Incontinence d'urine.

La respiration est tantôt précipitée, tantôt ralentie (type Cheyne-Stokes). Pouls petit, irrégulier, inégal à 120. Temp. 38°4.

Le soir, même état de stupeur et d'insensibilité. Il faut pincer vigoureusement le malade pour lui arracher quelques grognements et quelques mouvements de défense. On est obligé de lui attacher les mains parce qu'il se gratte continuellement les bourses et la paroi abdominale. Il reste immobile dans le décubitus dorsal ; les mains sont continuellement agitées ; il essaie de saisir en l'air des objets imaginaires.

Pupille gauche plus dilatée que la droite. Rougeur de la face qui persiste d'ailleurs depuis le commencement de la maladie.

La respiration n'a plus le type Cheyne-Stokes. Pouls petit, dépressible, régulier à 140. Température, 39°.

4 mars. — La nuit a été tranquille. Aujourd'hui, la stupeur est très grande. La face est toujours congestionnée. Léger strabisme de l'œil gauche avec un peu

de dilatation de la pupille et une légère chute de la paupière. Le côté droit de la face semble un peu parésié. Aucune paralysie dans les membres. La sensibilité est très obtuse. Réflexe cornéen conservé. Rétention d'urine. La sonde amène de l'urine claire de coloration normale contenant une petite quantité d'albumine et un peu moins de sucre qu'hier. Le ventre n'est pas rétracté. Constipation. Sueurs profuses. Le malade ne répond plus à aucune question.

Le soir, le pouls est incomptable, très petit. La respiration : 60, irrégulière. La température : 39,6. Pour le reste, même état que ce matin. La mort arrive dans la nuit.

Autopsie, 24 heures après la mort. — Encéphale. La dure-mère est lisse et à son aspect normal. Elle n'adhère pas à l'arachnoïde. Au dessous, on trouve la pie-mère gorgée de sang. Toute la substance cérébrale est imbibée de sérosité molle.

Sur la face supérieure, ni exsudats, ni tubercules. La pie-mère s'arrache assez facilement. Son épaisseur est augmentée par l'imbibition séreuse.

À la face inférieure, mêmes apparences sur les parois latérales. Au niveau du chiasma, la pie-mère et l'arachnoïde sont adhérentes et épaisses au point de cacher complètement les parties sous-jacentes. Elles sont parsemées de petits points blancs qui ne se laissent voir qu'avec une grande attention. En essayant de de les décoller, on déchire la paroi inférieure du ventricule moyen, et il en sort une assez grande quantité de liquide clair. Le chiasma est adhérent à la face inférieure du cerveau ; il est plongé dans l'épaisseur des membranes épaissies. Au niveau de la scissure de Sylvius, à gauche, les deux lèvres qui la forment sont adhérentes ; l'adhérence se fait par l'intermédiaire des membranes. Tout le long de la sylvienne et des petits vaisseaux qui en partent, on distingue un grand nombre de petites granulations blanches, très fines. Même aspect à droite.

Les petites granulations accompagnent manifestement les vaisseaux. Les vaisseaux qui entourent la protubérance portent également un assez grand nombre de granulations. Le moteur oculaire commun gauche est difficile à reconnaitre, tellement il est congestionné et différent de son congénère. Il est très rougeâtre et l'on voit tout le long de sa surface de petites stries que dessinent les capillaires engorgés.

Les ventricules sont distendus : ils contiennent une assez grande quantité de liquide légèrement teinté de rouge. Le trigone est complètement ramolli et réduit en bouillie. Le septum lucidum est également ramolli, perforé. La paroi inférieure des ventricules latéraux l'est un peu. Les plexus choroïdes sont gorgés de sérosité. Le prolongement sphénoïdal est dilaté. Pas de lésion appréciable des noyaux centraux quand on pratique la coupe de Flechsig. Le plexus choroïde qui ferme la partie postérieure du 4e ventricule est adhérent au bord du plancher, si bien qu'il faut le bistouri pour l'en détacher. Arborisations sanguines sur le plancher, où les vaisseaux sont plus visibles qu'à l'ordinaire. Pas d'autres lésions appréciables.

4

A la coupe antéro-postérieure de la protubérance, on aperçoit la même vascularisation excessive. De plus, on y voit un petit nodule à centre caséeux et jaunâtre, à périphérie irrégulière et grisâtre, à diamètre vertical plus long que l'antéro-postérieur ; il paraît constitué par de la matière tuberculeuse. Il est situé à la partie centrale de la moitié supérieure de la protubérance, si on la divisait en deux par une coupe transversale et horizontale. Il est séparé par des fibres qui vont former l'étage inférieur du pédoncule par une distance de cinq millimètres ; une égale distance le sépare de la surface convexe de la partie supérieure de la protubérance.

Les choroïdes examinées avec soin ne laissent pas voir de granulations. Les nerfs optiques sont rouges et sans doute en imbibition.

Moelle. Rien de notable sur les méninges, si ce n'est un aspect un peu troublé de l'arachnoïde. A leur ouverture, il s'est écoulé une certaine quantité de sérosité louche.

A la partie inférieure de la moelle surtout au niveau du renflement lombaire, il existe une congestion intense des vaisseaux. Le long des vaisseaux on remarque, avec un examen attentif, une éruption discrète de fines granulations blanches, accentuée surtout à la partie inférieure.

Poumons. Ils sont à la partie postérieure, le siège d'une congestion très intense avec quelques tubercules. A leur partie antérieure, éruption très abondante de tubercules miliaires.

Reins. Parsemés de tubercules.

Foie. Gros et gras, sans cirrhose.

Les autres viscères sains.

OBSERVATION V

(*In thèse* Sornas, Paris 1887)

Méningite tuberculeuse de l'adulte à phénomènes de début simulant l'ébriété. Mort dans le coma.

Le nommé M... Arthur, âgé de 50 ans, menuisier, entre à l'hôpital Saint-Antoine, salle Magendie, lit n° 5, dans le service de M. le docteur Raymond, le 20 décembre 1886.

Il est envoyé par un médecin de la ville qui l'a vu en consultation pour la première fois, la veille. En face des phénomènes assez difficiles à comprendre, présentés par le malade, le médecin l'adresse à l'hôpital.

Le jour de son entrée, M... accuse une douleur vive qu'il circonscrit d'une façon très exacte dans la région frontale gauche et dans l'œil du même côté.

Il répond d'une façon incohérente et très lentement aux questions qu'on lui adresse.

Quand il est debout, il titube sur ses jambes comme un homme ivre. Un peu de parésie faciale du côté droit, mais pas de strabisme. Rien à noter du côté de la sensibilité.

21 novembre. — Le malade a déliré toute la nuit, sans cependant chercher à se lever. Le matin, céphalalgie plus violente et incohérence du langage.

22 novembre. — Le malade s'est levé la nuit à diverses reprises et a voulu aller se coucher dans le lit voisin. On ne peut plus obtenir de lui une réponse sensée.

23 novembre. — On est forcé de camisoler le malade qui est très agité, cherche constamment à sortir de son lit et est en proie à des hallucinations constantes dans la vue.

24 novembre. — Coma. Raideur très marquée des muscles du cou et de la nuque. Mouvements carphologiques des membres supérieurs.

25 novembre. — Mort dans le coma.

Autopsie. — 24 heures après la mort. Granulations tuberculeuses du sommet du poumon droit. Quelques granulations dans le sommet gauche.

Encéphale. — Œdème cérébral. Pie-mère épaissie et présentant des granulations tuberculeuses très nombreuses formant en certains points de véritables plaques.

L'une de ces plaques très épaisse siège au-dessus du pli courbe du côté droit. Une autre se trouve dans la scissure de Sylvius.

Granulations tuberculeuses sur le trajet des sylviennes et de leurs branches, à droite et à gauche.

Les autres organes ne présentent rien d'important à signaler.

OBSERVATION VI

(*In thèse* Sornas)

Méningite tuberculeuse, entrée à l'hôpital avec le diagnostic de delirium tremens. — Mort dans le coma trente-six heures après l'entrée. — Autopsie. — Infiltration tuberculeuse des deux poumons et de la pie-mère.

Le nommé D... Alfred, âgé de 52 ans, entre à l'hôpital Saint-Antoine, salle Magendie, dans le service du docteur Raymond, le 18 novembre 1886.

Nous ne pouvons avoir que peu de renseignements sur ses antécédents. Il n'est pas marié. Il boit, constamment et beaucoup, mais il n'a jamais fait aucune maladie. Depuis quatre jours, il accusait de violents maux de tête et paraissait plus excité que de coutume, mais malgré cela il pouvait continuer son travail.

Le 17 novembre au soir, il fut pris d'un délire violent de parole et d'action. On parvint à grand peine à le faire rentrer chez lui et à le maintenir. Il avait les yeux hagards, la face vultueuse et présentait des hallucinations de la vue. Le médecin qui fut appelé se basant sur ses antécédents conseille de conduire le malade à l'hôpital et note sur le certificat que le malade est atteint de delirium tremens.

18 novembre. — Lorsque nous voyons le malade, il est dans un état d'agitation extrême. Il veut sortir de

son lit, prononce des paroles incohérentes ou bien est
en proie à des hallucinations.

Il est impossible d'obtenir de lui une parole sensée.

Le seul symptôme net qu'il accuse est un violent mal
de tête.

Les membres sont un peu raides.

La pression des masses musculaires lui arrache des
cris ; mais il n'y a aucune trace de paralysie ni à la
face, ni aux membres.

Pas d'inégalité pupillaire.

En divers points du corps, ecchymoses qui résultent
probablement des liens avec lesquels il a fallu le maintenir.

Quand on le soulève pour examiner la poitrine, on
remarque qu'il existe une raideur très marquée des
muscles, du cou et de la nuque et le moindre mouvement est douloureux.

La respiration est rapide, un peu inégale. A la percussion, diminution de sonorité très accentuée, surtout à droite ; on entend difficilement le murmure vé-
siculaire. Nombreux râles disséminés dans toute l'é-
tendue de la poitrine. Battements du cœur tumul-
tueux,

Pouls rapide,(pas inégal.

Température, 39°.

Langue sèche, fuligineuse.

Pas de vomissements.

Pas d'albumine dans les urines,

Incontinence d'urine et des matières fécales.

Le malade continue à être très agité jusqu'à 8 heures du soir.

A huit heures, il tombe dans un état semi-comateux ; ne cherche plus à se lever ; mais bredouille quelques paroles sans suite et conserve le tremblement des membres supérieurs.

Le 19 novembre, lorsque M. Raymond voit le malade, cet homme est dans le coma presque absolu.

Se basant cependant sur les phénomènes d'auscultation, la rapidité et la gravité des accidents, la raideur de la nuque, M. Raymond porte le diagnostic de méningite tuberculeuse probable, accidents alcooliques possibles.

Le malade meurt dans le coma vers le milieu de la journée.

Autopsie. — Vingt-quatre heures après la mort.

A l'ouverture du thorax, on trouve une petite quantité de liquide dans la plèvre droite. Les deux poumons sont très fortement adhérents à la paroi thoracique, surtout dans les sommets. Au sommet du poumon droit se trouve des traces de tuberculose ancienne et quelques petits cavernules. Le poumon tout entier est infiltré de granulations tuberculeuses.

Les mêmes lésions existent, mais moins prononcées, du côté gauche.

Les deux poumons sont le siège d'une congestion intense.

Rien au cœur, un peu d'athérome de l'aorte.

Le foie est gras, mais son volume est normal. On

rencontre à la coupe et sous la capsule de Glisson
quelques granulations tuberculeuses.

Rien à signaler du côté des reins.

Aucune altération notable du côté de l'intestin et
du péritoine.

Encéphale. — A l'incision de la dure-mère, il
s'écoule une quantité de sérosité un peu plus considérable qu'à l'état normal. La substance nerveuse est
très œdémateuse. Elle poisse les doigts et laisse sour-
dre par la pression une quantité de liquide séreux.

La pie-mère est très congestionnée, un peu épaissie et opalescente, surtout dans la portion qui recouvre la convexité des hémisphères.

Çà et là, sur le trajet des vaisseaux on aperçoit
très nettement quelques granulations tuber .leuses
grises, semi-transparentes. Celles-ci sont surtout ap-
parentes dans la scissure de Sylvius, de chaque côté,
et principalement sur le trajet de l'artère sylvienne.

Rien d'apparent à noter du côté de l'axe médul-
laire.

La *démence précoce* est assez fréquente chez le tuberculeux. Au Congrès de Bruxelles, en 1903, Gilbert
Ballet, après avoir donné plusieurs observations en
faveur de l'hérédité de la démence précoce, se de-
manda si la démence précoce ne serait pas plutôt une
maladie individuelle due par exemple à une auto-in-

toxication. De toutes les intoxications ou infections, la tuberculose parait être celle qui cause le plus fréquemment la démence précoce (Durocher) (1), puisque la moitié des déments catatoniques meurent tuberculeux Cette fréquence impose donc l'obligation d'examiner attentivement les organes respiratoires des déments précoces catatoniques.

L'apparition d'une démence précoce chez un tuberculeux est surtout favorisée par l'hérédité, d'une fragilité extrême du système nerveux (Falret, Magnan, Krafft-Ebing, Schule, Charpentier), fragilité qu'augmente singulièrement la puberté.

~~~~~~~~~~

OBSERVATION VII

(In thèse Durocher, Paris 1906)

Do... (Anne-Marie), née le 1er août 1866. Entrée à l'asile le 29 avril 1899, âgée de 33 ans, Cultivatrice.

Antécédents héréditaires : Inconnus.

Antécédents personnels : Alcoolisme.

30 avril 1899 : Certificat d'entrée (Dr Dupain).

Excitation maniaque avec divagations d'ordre religieux, désordre dans les actes et dans les idées, appoint alcoolique, contusions multiples et ecchymoses à la surface du corps.

14 mai : Certificat de quinzaine (Dr Croustel).

Même état d'agitation maniaque que lors de sa rentrée.

30 juin 1900 : Caractère très capricieux, refuse souvent le manger sous prétexte qu'on veut l'empoisonner. Troubles sensuels particuliers, dit qu'elle n'est pas un homme.

4 mars 1901 : S'imagine qu'elle est morte et ressuscitée. Elle prétend qu'elle a été « envoutée ». Alternatives d'excitations et de dépression.

10 mai 1902 : Interprétations délirantes avec hallucinations auditives verbales. Elle s'obture les oreilles avec des chiffons malpropres. Au moment de ses règles elle présente des troubles de la sensibilité génitale la poussant à l'exhibition. Conceptions mégalomaniaques et débiles.

27 août 1903 : Embarras gastrique fébrile. Etat grave.

9 octobre : Même état fébrile. Amaigrissement progressif. Mutisme absolu.

9 novembre : Décès.

10 novembre : Autopsie. Cerveau (1.200 gr.) très congestionné.

Poumons : Adhérences pleurales légères à la base du poumon gauche. Un peu de congestion dans toute l'étendue des deux poumons.

Cœur (228 gr.), petit ; reins (200 gr.), pas de lésions macroscopiques.

Foie (1.115 gr.), gras et un peu congestionné. Corps thyroïde (16 gr.), capsules surrénales (17 gr.). Pas de lésions. Rate (165 gr.), normale.

Intestin : L'intestin grêle est très distendu et occupe
une place énorme dans la cavité abdominale et sem-
blant même refouler le diaphragme. En avant de l'intestin le grand épiploon est étendu sur tout cet intestin ; en bas, il forme une bride autour de l'S iliaque
au point qu'on eut dit presque un étranglement du
gros intestin. En plus de cette bride l'épiploon ayant
des adhérences très fortes avec le ligament large du
côté gauche de l'ovaire semblait être en contact direct
avec lui. Cet ovaire était rempli de tubercules en voie
de ramollissement et lorsqu'on a dégagé l'utérus avec
ses annexes on aperçoit du pus qui se répand dans la
cavité pelvienne.

L'ovaire étant enlevé, on constate une cavité rem-
plaçant complètement la substance normale de l'ovaire
et dans laquelle il y a encore un peu de pus avec des
tubercules.

Examen histologique : Foie, pas de graisse, pancréas normal, capsules surrénales normales.

Corps thyroïde : Sclérose péri et intralobulaire avec
congestion intense et colloïde.

OBSERVATION VIII

(In thèse Durocher, Paris, 1900)

Démence précoce parano de

Ain... (Emilie), née le 30 octobre 1830.

Entrée à l'asile le 28 mai 1892, âgée de 61 ans ·
couturière.

Antécédents héréditaires : Inconnus.

Antécédents personnels : Nuls.

29 mai 1892. — Certificat d'entrée (docteur Porel) :
Aliénation mentale caractérisée par l'affaiblissement
de l'intelligence, des idées de persécution entretenues
par des hallucinations de l'ouïe et de violents accès
d'agitation maniaque.

12 juin 1892. — Certificat de quinzaine (docteur Porel). — Affaiblissement de l'intelligence avec dépression mélancolique, idées de persécution entretenues
par des hallucinations et de l'excitation passagère.

10 décembre 1893. — Agitation maniaque périodi-
que se traduisant par des actes de violence (frappe
les infirmières, etc.), des idées de grandeur (prétend
être puissante et riche).

5 mars 1895. — Est calme, s'occupe.

2 juillet 1900. — Affection cardiaque.

15 août. — Décès.

16 août. — Autopsie : Cerveau. — On note dans la
loge cérébelleuse environ 50 grammes de sang liquide dépendant d'une suffusion sanguine de la veine cé-

rébelleuse postérieure gauche très dilatée. Les veines cérébrales semblent en général variqueuses. La pie-mère cérébrale est adhérente par places, notamment au niveau des frontales et pariétales ascendantes des deux côtés.

Poumons. — Présentant d'une façon générale de l'œdème et une congestion très intense aux deux bases. A la coupe, au sommet, on note de la tuberculose crétacée par endroits. A d'autres niveaux on trouve des traces manifestes d'une infiltration tuberculeuse plus récente jusqu'à la partie moyenne des deux poumons.

Cœur. — Épaississement ancien de la valvule mitrale au niveau de son bord ; au niveau des valvules sigmoïdes aortiques on trouve sur les nodules d'Arantius des végétations fibrineuses assez adhérences.

Estomac. — Sénile dilaté. On note une dilatation très nette des veines de la paroi qui paraissent variqueuses. La muqueuse est par endroits congestionnée avec tendance à l'exulcération superficielle.

Foie (1.650 gr.). — Augmenté de volume. Différencé de coloration très profonde : largement marbré de tâches jaunâtres se détachant sur un fond jaune ocre. A la palpation, on constate que les tâches précédentes correspondent à des indurations manifestes donnant la sensation de corps étrangers inclus dans le parenchyme hépatique. De grosseur variable, ces nodosités varient entre celles d'une noisette à un gros marron. A la coupe, le foie est comme farci de ces formations qu'on trouve à des degrés différents de leur évolution. Par endroits, il présente en quelque sorte des travées jaunâtres se détachant sur un fond plus foncé, le tout entouré d'une coque fibreuse ; ailleurs enfin, le centre s'est ramolli et il s'est produit de petites cavités renfermant un liquide purulent grisâtre. La vésicule biliaire est très diminuée de volume ; les canaux qui en partent ne sont pas perméables.

Pancréas. — Semble être complètement dégénéré : le tissu qui le constitue n'est pas reconnaissable ; il est jaune clair, comme infiltré d'un liquide purulent, et au niveau de la tête de cet organe on constate l'existence d'une caverne de la grosseur d'une noix, remplie d'un liquide purulent, grisâtre.

Rate. — Très congestionnée. Présente sur son bord une induration de la grosseur d'une noix, à ce niveau étant plus claire.

Reins. — Petits, congestionnés. Capsule adhérente. Il n'existe pas de liquide dans le péritoine. Les ganglions mésentériques ne semblent pas notablement augmentés de volume.

Examen histologique. — N'a pas été fait.

La *paralysie générale* d'origine tuberculeuse a été étudiée par Kleippel (1), Bour (2), Anglade et Jac-

(1) KLIPPEL, *Les paralysies générales tuberculeuses*, 1900.
(2) BOUR, *Rapports de la tuberculose et de la paralysie générale*, thèse Paris, 1903-04.

quin (1), par Charpenel (2). Généralement la tuberculose causale est ici une tuberculose à évolution torpide
et lente, qui passera souvent inaperçue. Il faudra avoir
recours soit à la séro-réaction de Courmont, soit à
l'ophtalmo réaction de Calmette. On sera frappé de
voir souvent une réaction positive chez des malades
que rien ne faisait croire tuberculeux. Ces tuberculoses sont des formes fibreuses.

« La forme qui nous a paru propre à la P. G., dit
Klippel, est une variété clinique et anatomique à ca-
ractères un peu spéciaux, à évolution sourde et latente ; ce n'est point là la forme commune de la
phtisie.

« Nous pensons que ces anciens processus tuberculeux sont susceptibles, après s'être à peu près éteints
localement et de par les lésions secondaires des tissus
qu'ils laissent et provoquent dans l'organisme, de favoriser l'éclosion de lésions cérébrales non spécifiques
et qui caractérisent la paralysie générale vulgaire.

Il en est de même de la syphilis, qui ne favorise la
paralysie générale qu'à une époque éloignée des accidents secondaires, à une époque où l'on ne trouve plus
de lésions spécifiques en évolution, où la maladie semble s'être éteinte dans ses manifestations actives, ca-
ractéristiques, contagieuses. Il y a là une analogie re-

(3) ANGLADE et JACQUIN, *Méningo-encéphalite et myélite
transverse chez une femme tuberculeuse.* (*Gazette hebdoma-
daire des sciences médicales de Bordeaux*, août 1906.)

(4) CHARPENEL, *Quelques méningo-encéphalites liées à la
tuberculose*, thèse Lyon, 1908.

marquable et qui semble expliquer pourquoi sur un grand nombre de tuberculeux rencontrés dans les hôpitaux, on n'observe jamais la P. G., la mort survenant habituellement en quelques années et trop rapidement. Il faut donc des formes très lentes et permettant une longue survie pour donner accès à la maladie. De même si la syphilis tuait dans les premières années de son développement, la syphilis n'aurait jamais figuré à l'étiologie de la paralysie générale. »

Cependant un foyer tuberculeux à évolution torpide peut se réveiller par moments et ainsi la marche lente vers la démence est interrompue soit par un ictus, soit par de l'excitation maniaque, soit par de la confusion mentale hallucinatoire (Charpenel).

D'ailleurs la tuberculose est fréquemment aidée par l'alcoolisme, une grippe, etc. La P. G. tuberculeuse n'a pas de symptomatologie particulière, mais la démence paraît venir plus rapidement à cause de l'action débilitante de la phtisie.

OBSERVATIONS

(Résumée in thèse Bour, Paris 1903)

D..., 34 ans, ciseleur, décès 22 juin 1903, grands abus d'alcool autrefois, rhum et absinthe surtout. Ne boit plus depuis deux ans et demie.

A 20 ans, bronchite de longue durée de nature tuberculeuse. A 27 ans, pleurésie gauche (diagnostic exact, on a fait une ponction positive) ; atteint depuis trois ans d'une bronchite tuberculeuse, il avait cessé tout travail faute de forces.

Sujet à des attaques convulsives depuis l'âge de 20 ans, qui survenaient à l'occasion d'excès alcooliques, et parfois aussi de contrariétés ou sous l'influence d'autres causes morales.

Sujet également aux migraines dont il souffre fréquemment depuis longtemps et encore aujourd'hui. Ces migraines sont parfois suivies de vomissements. Eut un accès de délire qui dura trois semaines il y a cinq ans, au cours duquel il eut des idées de grandeur et commit des actes irréfléchis. Sa parole n'était pas embarrassée, buvait beaucoup, ne dormait pas, ne s'est jamais souvenu de cette période délirante.

Depuis un an, changement de caractère, affaiblissement de la mémoire, somnolence fréquente.

Quelques jours avant le dimanche de la Pentecôte (31 mars 1903), il sentit « sa tête lourde », il lui semblait qu'elle allait entraîner son corps en avant, il avait de la céphalée, de l'inappétence, de l'insomnie.

Le dimanche de la Pentecôte il dit à plusieurs reprises qu'il voulait en finir, qu'il ne voulait plus être à charge à sa famille. Tentatives réitérées de suicide le lendemain. Il avait des hallucinations, voyait des gendarmes qui venaient le chercher, reconnaissait dans la cour des camarades qui se poussaient les uns les autres pour le voir emmener par la force publique.

On ne sait s'il avait fait ce jour-là des excès de boissons.

Le lendemain on le transporta à l'hôpital, où la nuit il se leva, fit du bruit. On le dirigea à Sainte-Anne, enfin à Villejuif.

6 juin 1903. — Certificat médical : Est atteint de troubles mentaux (méningo-encéphalite chronique) et empêche le repos des malades ; son état nécessiterait son entrée dans un établissement spécial. — Dr Jacquet.

7 juin 1903. — Certificat immédiat : Est atteint d'affaiblissement des facultés avec préoccupations hypocondriaques ; pupilles resserrées et inégales ; accrocs de la parole. Début probable de P. G. — Dr Magnan.

11 juin 1903. — Certificat immédiat : Affaiblissement des facultés intellectuelles. Mutisme, gatisme. — Dr H. Colin.

A ce moment il était impossible de tirer le moindre renseignement du malade ; il n'y avait pas d'inégalité pupillaire ; état cachectique.

12, 13, 14 juin. — Attaques épileptiques ; à la suite de ces attaques, il a été possible de causer avec le malade. Pas d'embarras de la parole, pas d'inégalité pupillaire. Meurt le 22 juin au cours d'une attaque.

Autopsie. — *Poumons :* Les deux tiers adhérents. Poumon droit : caverne volumineuse remplie de pus au sommet.

Poumon gauche : pas de caverne, mais noyaux tuberculeux multiples.

Cerveau : Adhérence des méninges, surtout à droite, sur le lobe frontal et à la partie supérieure de la pariétale ascendante.

Mêmes lésions à gauche avec localisations identiques mais moins prononcées.

Examen histologique : La leucocytose est évidente dans les capillaires de l'encéphale.

Les petits vaisseaux sont remplis de leucocytes, serrés les uns contre les autres, mais on ne relève pas de diapédèse notable, quelques légions dégénératives des cellules cérébrales.

OBSERVATION

(Charpenel, *in thèse*, Lyon 1908)

B. (Eugene), 35 ans, brodeur, entré à l'asile 'e 19 avril 1907.

Mère morte à 38 ans dans un asile d'aliénés avec une paralysie de la langue (?)

On ne peut avoir de renseignement bien précis sur l'enfance du malade.

D'après les renseignements fournis par la femme, on sait qu'il toussait depuis une bronchopneumonie qu'il avait contractée au régiment et à la suite de laquelle il aurait été réformé.

Crachait parfois quelques filets de sang.

Avait fréquemment de la fièvre.

Aurait fait des excès alcooliques (absinthe), surtout avant son mariage.

Maux de tête assez fréquents, il y a trois ou quatre ans, durant parfois deux jours de suite et apparaissant à n'importe quelle heure. Disparus depuis deux ans deux enfants : ainé sept ans, deuxième cinq ans, vivants, femme eut trois fausses couches postérieures aux grossesses.

Le malade nie la syphilis et n'a pas trace de cicatrice sur la verge. Sa femme ne lui a jamais vu d'éruption.

Troubles de la mémoire depuis deux ans.

Depuis huit mois, il ne trouve à s'occuper que d'une façon irrégulière ; son travail devient de plus en plus mauvais.

Vers la fin de mars 1906, violente période d'agitation ; le malade parle seul, se lève la nuit, a des hallucinations, essaie même une fois de se jeter par la fenêtre.

Peu après il est envoyé à l'Hôtel-Dieu, dans le service de M. le professeur Lépine, où il séjourne une quinzaine de jours et d'où on le dirige à Bron.

A son entrée à l'asile, le malade est très confus et complètement désorienté ; il sait, toutefois, venir de l'Hôtel-Dieu, où il était entré « pour faire soigner sa bronchite ». Le médecin l'a guéri en quatre jours ; maintenant il va bien, il mange bien, on le nourrit bien ; toutes ces phrases sont dites d'une voix lente, monotone, traînante, parfois bredouillée et sont presque toujours suivies d'un gros rire de satisfaction niaise.

Il a 35 ans ; il est né en 1871. Nous sommes en 1889, puis se reprend pour dire en 1900. Ne se souvient plus s'il est marié, mais sait avoir deux enfants. En somme pas d'idées délirantes : euphorie niaise, grosse dé-chéance intellectuelle.

Au point de vue somatique, le malade paraît très dé-bilité : teint pâle, décoloration des muqueuses, amai-grissement notable.

Quintes de toux assez fréquentes.

Légère parésie faciale gauche ; quelques spasmes à droite. Machonnement.

Mouvement en trombône de la langue, dont la pointe se dévie légèrement à gauche.

Pupilles : Inégales G. > D., paresseuses à lumière et accommodation.

Léger tremblement des extrémités digitales.

Reflexes rotuliens exagérés.

Force musculaire diminuée, paraît moindre à gau-che.

Poumons : Submatité aux deux sommets : expira-tion prolongée, particulièrement nette à droite.

Râles ronflants et sibilants dans toute la poitrine.

Pas de troubles notoires du côté des appareils cir-culatoire et digestif.

20 juillet. — Malade est dans la démence complète répète pendant des heures entières les mêmes mots les mêmes membres de phrase.

Pleure et rit sous les prétextes les plus futiles. Se cachectise de jour en jour. Mort le 23 août.

A l'autopsie : Adhérences des plèvres, tubercules. Lésions macroscopiques de la paralysie générale.

OBSERVATIONS

(Charpenel)

S. (Alfred), manœuvre, 37 ans, entré à l'asile le 31 mai 1907.

Mère nerveuse (?)

Malade aurait été nerveux pendant son enfance, aurait eu même des attaques de nerfs (?) qui se seraient montrées plus fortes après des accès de boissons.

Nie syphilis, pas de cicatrice sur la verge. Léger alcoolisme ; aurait bu autrefois un litre de vin par jour ; très rarement des petits verres ; quelquefois un verre d'absinthe par semaine.

Amygdalites assez fréquentes.

Pas d'enfants. Femme, pas de fausses couches. Vers le 20 mai 1907, malade fit une chute à la suite de laquelle des troubles mentaux se seraient manifestés au point de nécessiter son internement. (Rapport du maire qui fait remonter l'origine de ces troubles au traumatisme).

En réalité, depuis sept à huit mois, d'après le beau-frère, on aurait constaté des lacunes très fréquentes dans la mémoire de S...

A son entrée à l'asile, le malade est calme, ne cause pas ou très peu, reste isolé au milieu de la cour, contemplant d'un œil vague et indifférent ce qui se passe autour de lui ; égaré, le malade ne retrouve ni sa place à table, ni son lit au dortoir : attitude plutôt déprimée ; physionomie inerte.

Malade dit avoir 30 ans, être né en 1870 : ne sait ni
l'année où nous sommes ni le lieu où il est ; cherche
un instant à se rémémorer, à se rendre compte, puis
avoue simplement qu'il ne sait pas, sans d'ailleurs
paraître étonné d'une telle lacune dans ses facultés
intellectuelles.

S... dit n'avoir jamais été malade, du moins de maladies sérieuses : a eu quelque maux de tête « comme tout le monde », quelques maux de gorge au régiment, mais rien plus.

Actuellement, dit-il, il est bien portant ; il « reste
un peu longtemps pour prononcer les mots », mais
cela ne le gêne pas. Cet embarras de la parole, date,
dit-il, de quinze jours (ce qui correspond approxima-
tivement à la date de la chute signalée plus haut). Il
n'a pas perdu la mémoire, se sent fort et apte à tra-
vailler.

Il n'est pas riche, travaille pour gagner sa vie, ga-
gne 4 francs par jour.

Malade répond d'une voix basse, monotone, na-
sonnée : la parole est embarrassée, bredouillée par
instants : achoppement, répétition de mots. Il éprou-
ve une certaine difficulté à soutenir la conversation
son attention se lasse bientôt et il finit par ne comprendre les questions qu'à la deuxième ou troisième
répétition.

Son écriture est tremblée, certaines lettres sont in-
complètement formées : d'autres manquent totale-
ment : il fait encore quelques additions simples, mais

il est incapable de faire une opération un peu compli-
quée, multiplication par exemple.

Le malade est maigre et paraît débilité ; à noter
quelques signes de dégénérescence : aplatissement
occipital, légère asymétrie crânienne, implantation
basse et irrégulière des cheveux.

Amygdale droite grosse.

La malade présente, en outre, de la parésie faciale
droite : quelques spasmes de la face gauche, se ma-
nifestant surtout quand le malade cause ou sourit, ce
qui donne un aspect grimaçant à ce sourire.

Tremblement fibrillaire de la langue.

Tremblement menu et rapide des doigts.

Pupilles inégales, D > G, réagissant à l'accomo-
dation, paresseusement à la lumière, la gauche surtout. La pupille gauche présente, en outre, un con-
tour irrégulier. Réflexes rotuliens brusques et exagérés.

Légère trépidation épileptoïde.

Sillons unguéaux.

Légère teinte subictérique des conjonctives.

Poumons — *Sommet gauche* : inspiration rude,
expiration prolongée, légèrement soufflante.

Cœur. — Bruits un peu sourds, quelques palpita-
tions, faux pas.

Foie. — Matité de quatre travers de doigt au-des-
sous du mamelon.

Pas de troubles digestifs notables.

Juillet 1907. — Ophtalmo-réaction de Calmette
positive.

18 août. — Attaque épileptiforme, à la suite de laquelle ne survient pas de changement notable dans l'état du malade. Légère élévation de température au moment de l'attaque.

14 septembre. — Série de crises épileptiformes. Elévation progressive de la température.

Refus d'alimentation.

Gâtisme.

Cachexie rapide et mort.

A l'autopsie : écoulement d'une quantité notable de liquide céphalo-rachidien.

Poumons. — *Gauche :* noyau fibro-caséeux au sommet ; adhérences pleurales.

Lésions macroscopiques de la paralysie générale.

Foie. — Un peu gros, légèrement dur à la coupe.

Cœur. — Graisseux, pas de lésions valvulaires : plaque athéromateuse sur l'aorte.

~~~~~~

Parmi les psychoses, moins bien connues, de l'HÉ- RÉDO-TUBERCULOSE on a signalé les *obsessions*, l'*éreu- tophobie* (Pitres et Régis), le *délire stigmatisé*, la *dégénérescence* et surtout l'*idiotie* (Anglade et Jac- quin), à condition de considérer avec Anglade et Jac- quin (1) celle-ci « comme un syndrome clinique com- prenant les arrêts de développement intellectuel plus ou moins complets, allant de l'arriération mentale lé-

(1) *Encéphale*, février 1907.

gère à la déchéance la plus profonde, simples ou compliqués d'épilepsie, de paralysie, de chorée », ce syndrome traduisant diverses affections cérébrales comme la sclérose atrophique ou hypertrophique, la porencéphalie, l'hydrocéphalie, la méningo-encépha-lite...

Pour Anglade et Jacquin, l'hérédo-tuberculose se trouve associée à l'hérédo-alcoolisme dans 57,1 p. 100 des cas d'idiotie et dans 28,5 p. 100 la tuberculose parentale seule, responsable des encéphalopathies congénitales, observées chez les enfants.

« La clinique, la pathologie expérimentale et comparée montrent la fréquence des dystrophies, internes ou externes, viscérales, nerveuses chez les descendants tuberculeux.

L'idiotie ne serait souvent qu'une modalité de ces dystrophies hérédo-tuberculeuses. » (Anglade et Jacquin).

OBSERVATION I.

(Anglade et Jacquin, Encéphale, février 1907)

Lat..., 14 ans; entrée à l'asile de Château-Picon le 16 juin 1899.

Diagnostic. — Idiotie sans épilepsie.

A. H. — Père mort de tuberculose pulmonaire quelques mois après la naissance de la malade. Mère un peu chétive, quatre enfants : *a*) un garçon intelligent, bien portant ; *b*) un garçon bien portant ; *c*) une fillette intelligente, mais chétive ; *d*) la malade. Rien a signaler chez les ascendants ou chez les collatéraux.

A. P. — Grossesse, accouchement, naissance, rien de particulier ; convulsions à dix mois.

État actuel. — Léger degré de microcéphalie. Infantilisme ; aspect crétinoïde, nombreux stigmates de dégénérescence, oreilles petites en anse, front bas, œil bridé, dystrophie dentaire. Prononciation défectueuse. Réglée à 18 ans.

OBSERVATION II

(Anglade et Jacquin)

Ver..., 13 ans, entrée à l'asile de Château-Picon le 4 septembre 1899.

Diagnostic : Imbécilité sans épilepsie.

A. H. — Père alcoolique, mort de tuberculose pulmonaire. Mère s'enrhume facilement. Pas de renseignements sur les ascendants. Deux enfants : *a*) la malade ; *b*) une sœur morte à 7 mois, de convulsions.

A. P. — Née à terme. Convulsions à 7 mois coïncidant avec les premières dents. Méningite à 18 mois. Attaques d'épilepsie jusqu'à 5 ans.

État actuel. — Intelligence rudimentaire. Défectuosité du langage, strabisme interne de l'œil gauche. Taille petite.

OBSERVATION III.

(Anglade et Jacquin)

Cl..., 13 ans, entrée à l'asile le 17 avril 1909.

Diagnostic. — Débilité mentale. Diplegie cérébrale infantile. Etat paréto-spasmodique des quatre membres.

Antécédents héréditaires. — Père 48 ans, alcooli-e. Tousseur. Bronchites à répétition. Mère bien por-t..e, migraineuse. trois enfants : a) la malade ; b) un ga.. n mort à 7 mois, de maladie indéterminée ; c) un gar.. né paralysé et mort à 20 mois, de méningite.

Antécédents personnels. — Grossesse et accouche-ments normaux. Née à terme. Convulsions de la pre-mière enfance.

Etat actuel. — Arriérée intellectuelle. Taille petite, marche incertaine et spasmodique: Maladresse des membres supérieurs. Quelques défectuosités phonéti-ques, etc. N'est pas épileptique.

OBSERVATION IV.

(Anglade et Jacquin)

Ch..., 11 ans, entrée à ..sile de Château-Picon le 20 novembre 1902.

Diagnostic. — Arriérée me.. le et physique.

A. H. — Père mort à 30 ans de tuberculose pulmonaire. Mère morte à 30 ans de tuberculose pulmonaire. Cinq enfants : *a*) une fille de 23 ans, simple d'esprit ; *b*) une fille 19 ans, imbécile ; *c*) un garçon, 16 ans, débile, vicieux, voleur ; *d*) un garçon mort à 1 an ; *e*) la malade.

A. P. — Née à terme. La malade avait 6 mois quand sa mère est morte. Convulsions de la première enfance. N'a jamais pu apprendre à lire.

État actuel. — Arriérée intellectuelle. Quelques défauts de prononciation. Léger degré d'infantilisme. Dystrophie dentaire. Nombreux stigmates de dégénérescence, ganglions cervicaux, etc.

OBSERVATION V

(Anglade et Jacquin)

Fl..., 9 ans, entrée à l'asile le 28 février 1901.

Diagnostic. — Arriération mentale avec épilepsie.

A. H. — Père bien portant. Syphilis douze ans avant son mariage. Mère tuberculeuse, tousse tous les hivers. Soignée pour tuberculose pulmonaire depuis les premières années de son mariage.

Enfants :

a) Un garçon mort à dix mois. Hydrocéphalie et convulsions ;

b) La malade ;

c) Un garçon de cinq ans bien portant, bien déve-loppé intellectuellement et physiquement.

Rien à signaler chez les ascendants.

A. P. — Grossesse et accouchement normaux. Née à terme. Pas de convulsions de la première enfance. Premiers pas à 19 mois. Dit ses premiers mots à 3 ans. Première convulsive à l'âge de 8 ans.

État actuel. — Intelligence rudimentaire. Zézaie-ment. Taille normale. Pas de dystrophie squelettique. Crises fréquentes d'épilepsie franche. Strabisme de l'œil gauche.

* * *

OBSERVATION VI

(Anglade et Jacquin)

Vid..., 6 ans, entrée à l'asile le 31 août 1904.

Diagnostic. — Idiotie avec épilepsie.

A. H. — Père 45 ans, pas syphilitique ni alcooli-que. Nerveux.

Mère, 42 ans. Pleurésie et bronchite à 17 ans. De puis, tousse tous les hivers. Cinq enfants :

a) Un garçon mort à 20 mois, de convulsions ;

b) Un garçon, 9 ans, bien portant, violent ; .

c) Un garçon, 7 ans, bien portant ;

d) La malade ;

e) Une fille bien portante.

Un oncle paternel est idiot, a une fille paralysée et idiote.

A. P. — Née à terme, accouchement normal, convulsions à 9 mois, méningite à 16 mois, crises d'épilepsie consécutives.

État actuel. — Idiotie. Prononciation défectueuse. Dit deux ou trois mots. Taille normale. Pas de difformité squelettique. Chapelet cervical ganglionnaire. Crises assez fréquentes d'épilepsie survenant par séries .

OBSERVATION VII.

(Anglade et Jacquin)

Lam..., 7 ans, entrée à l'asile le 20 décembre 1904.

Diagnostic. — Idiotie complète avec épilepsie.

A. H. — Père 44 ans, mal portant. S'enrhume facilement. Quelques excès alcooliques ; pas de syphilis. Mère 28 ans, pas nerveuse : a) une fausse couche a trois mois ; b) une fausse couche à cinq mois ; c) la malade. Rien à signaler chez les ascendants.

A. P. — Grossesse et accouchement normaux. Née à terme. Convulsions à 11 mois.

État actuel. — Idiotie profonde. Gâtisme, tics. Nombreux stigmates de dégénérescence. Crises fréquentes d'épilepsie. Taille petite. Infantilisme. Strabisme convergent. Adénopathies cervicales. Pas de paralysie, surdité.

OBSERVATION VIII.

(Anglade et Jacquin)

Dum..., 5 ans. Entrée à l'asile le 1ᵉʳ juillet 1907.

Diagnostic. — Idiotie complète sans épilepsie.

A. H. — Père 35 ans, bien portant, ni alcoolique, ni syphilitique. Mère morte à 27 ans, de tuberculose pulmonaire : *a)* une fausse couche à sept mois ; *b)* une fille morte à 31 mois, de méningite ; *c)* la malade. Rien à signaler chez les ascendants paternels. Grand-père maternel alcoolique, tuberculeux, mort de pleurésie à 57 ans. Une tante maternelle morte à 32 ans, de tuberculose pulmonaire.

A. P. — Née à terme. Accouchement normal. Convulsions de la première enfance.

État actuel. — Idiotie. Pas d'épilepsie. Marche et mouvements des membres normaux. Dystrophie dentaire. Quelques stigmates de dégénérescence. Strabisme convergent de l'œil droit. Taille normale, ganglions cervicaux.

CONCLUSIONS

1° La tuberculose agit sur les centres nerveux soit par ses toxines quand le microbe siège sur un organe quelconque, soit directement par son bacille.

2° Dans les deux cas il existe des lésions des méninges, de la substance grise et de la substance blanche, lésions qui expliquent la fréquence des troubles mentaux.

3° Ces troubles mentaux sont d'autant plus variés que la tuberculose lèse tous les organes et en particulier les glandes à sécrétion externe et à sécrétion interne.

4° L'hypotension à peu près constante dans la tuberculose explique, d'après la théorie des émotions de James et Dumas, la dépression des tuberculeux.

5° L'état mental du tuberculeux est un peu différent suivant le terrain et le milieu, l'ouvrier étant plus égoïste à l'hôpital que chez lui, les gens du monde

subissent une exagération de leurs facultés affectives,
les artistes paraissent atteints de la « maladie de l'infini ». (Camille Mauclair).

6° L'excitation génitale du début constitue une sorte
de dynamie fonctionnelle analogue à celle qui existe au
début de paralysie générale.

7° Toute infection se traduisant par de la confusion
mentale, cette psychose sera prépondérante dans la tuberculose ; elle pourra affecter la forme mélancolique
la forme maniaque, la forme hallucinatoire, la forme
paranoïaque.

8° La tuberculose coexiste si fréquemment avec la
démence qu'il faut la rechercher systématiquement
chez ces derniers même quand elle ne se traduit par
aucun signe clinique, ce qui arrive très souvent.

9° Elle peut créer la paralysie générale (Klippel),
mais dans ce cas la variété de tuberculose causale est
une tuberculose à évolution très lente, provoquant des
lésions secondaires — paratuberculeuses en quelque
sorte — capables de favoriser l'éclosion de lésions cérébrales non spécifiques et qui caractérisent la paralysie générale commune.

10° Enfin l'hérédo-tuberculose est une des causes
les plus fréquentes de l'idiotie, celle-ci étant prise dans
son sens le plus large, c'est-à-dire comme un syndrome allant de l'arrêt relatif du développement in-

tellectuel jusqu'à la déchéance complète et causé tantôt par de la sclérose cérébrale, tantôt par de la porencéphalie, tantôt par de l'hydrocéphalie, etc.

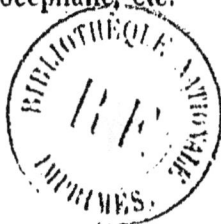

TOULOUSE

Ch. DIRION, Libraire-Éditeur

23, rue de Metz et rue des Marchands, 33

—

1909

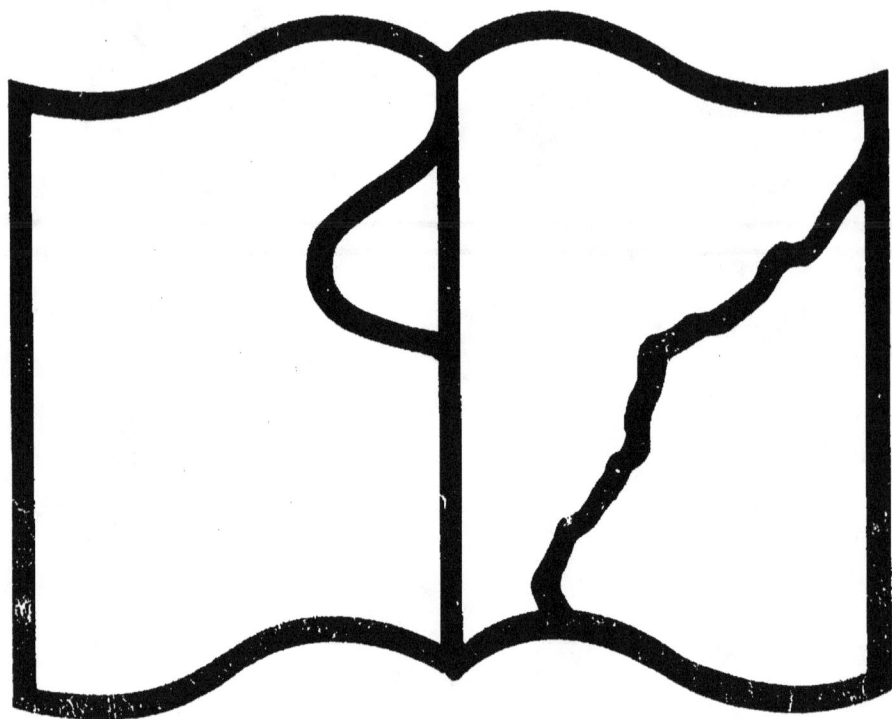

Texte détérioré — reliure défectueuse

NF Z 43-120-11

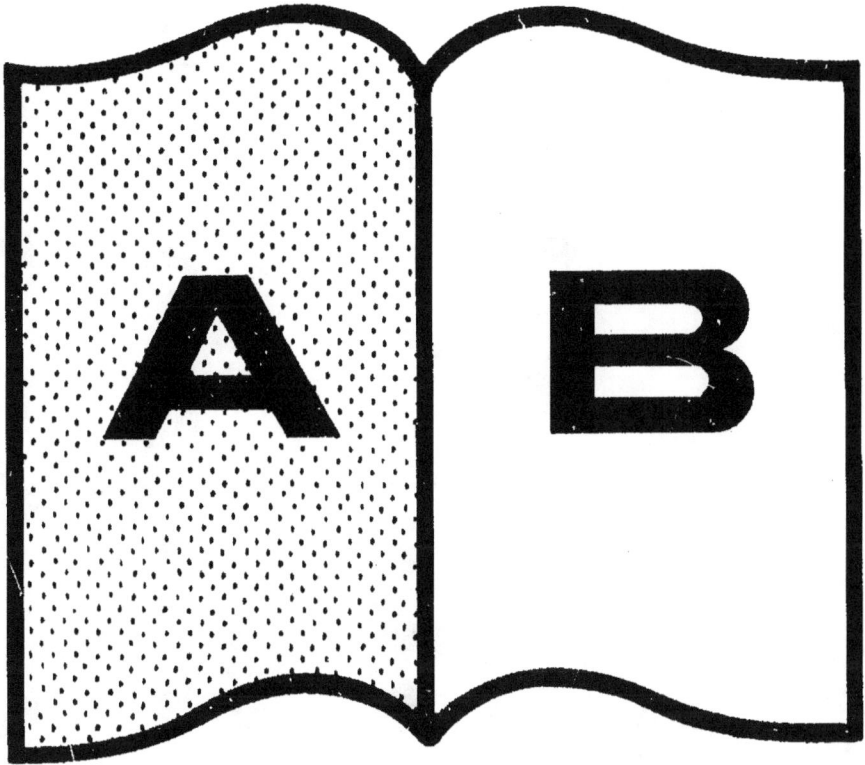

Contraste insuffisant

NF Z 43-120-14

www.ingramcontent.com/pod-product-compliance
Lightning Source LLC
Chambersburg PA
CBHW030928220326

41521CB00039B/1358